国家自然科学基金委项目"全球视野下我国科研伦理主要议题与战略应对"（LL2224015)

中国科学院学部科技伦理研究项目"数字技术的伦理研究"资助

科技创新2030"新一代人工智能"重大项目(2022ZD0160700，2022ZD0160701)

上海市科学技术委员会项目(21511104503，21511104502)

以及上海人工智能实验室资金资助

HANDBOOK OF ETHICS IN AI-ASSISTED MEDICAL IMAGING

人工智能医学影像
伦理手册

主　编　王国豫

副主编　王延峰　田梅

上海三联书店

学术顾问委员会

主任

宁 光

委员（按姓氏笔画排序）

石 谦 伍 蓉 何积丰 何 萍

陈世耀 曾蒙苏

主编

王国豫

副主编

王延峰 田 梅

执行编委

瞿晶晶

编委（按姓氏笔画排序）

王迎春 王祥丰 李郁欣 张 娅

张 军 吴 爽 何 丽 陈秋萍

杨亦逸 孟令宇 金 博 曹国英

序

　　随着大数据与人工智能技术的发展,生命数字化表述和智能化计算分析在临床医学中的应用越来越广,疾病与全生命周期健康信息或将能汇集成完整的、全模态数据库,这将为医学带来颠覆性的变革。

　　临床医学中相当一部分数据来自影像检查,随着医学成像技术的提高,医生可以利用 X 光、超声波、CT、X‐CT、MRI、PET‐CT 等技术更精确地"洞察"人体内部的病变情况。但医学影像数据的快速增长也给数以万计的影像科医生读片、阅片带来了挑战。通过结合人工智能技术,利用深度学习等方法,人工智能可以在短时间内通过学习大量影像样本,快速作出精确判断,从而帮助影像医生缩短读片时间,提高效率,降低误诊的风险。此外,人工智能还可以提高社区医院医生的能力和水平,缩小差距,使基层医院能够更好地接收和留住患者。同时,人工智能医学影像也将成为未来医学研究的基础之一,是 AI＋医疗应用取得成功的先锋阵地。

　　我们在享受技术带来便利的同时,必须保持高度的风险意识,特别是关于人类伦理风险,这包括了由于技术尚不成熟和社会应用规范与制度不完善而存在的风险,以及技术本质和社会属性潜在的风险。坚守"以人为本"的原则,确保技术的发展合乎伦理,真正为人类带来幸福,正是《人工智能医学影像伦理手册》的目的。手册为从事人工智能医学影像领域研究、临床实践以及教学的相关从业人员,提供了一份全面、权威、易懂的伦理指南,帮助他们充分了解人工智能医学影像的优势与风险,以在实际应用中保护好患者的利益。

　　艾伦·图灵曾说:"我们能看到的只是前方短暂的路程,但我们可以确定的是,还有许多事情等待着我们去做。"人工智能与医学的融合正在推动我们不断前进,然而,在这个进程中如何确保人工智能医学影像的负责任发展和可持续创新,仍然是一个值得持续探讨的问题。

　　我相信,由王国豫教授主持编纂的《人工智能医学影像伦理手册》将会成为相关议题讨论的重要起点,为推动人工智能医学影像技术更好地服务人民的生命健康,促进医疗公平公正,造福人类作出贡献。祝愿该书的读者在阅读过程中获益颇丰,并在未来的日子里,一如既往地推动人工智能医学影像的进步和负责任发展!

宁　光

目 录

导论

第一章　概念释义与缩略语

第二章　人工智能医学影像基本原理

第三章　人工智能医学影像伦理原则

第六章　临床场景活动伦理指引

第七章　教育教学场景活动伦理指引

第八章　人工智能医学影像伦理审查表

第九章　人工智能医学影像伦理指引（精华版）

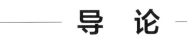

导　论

　　随着人工智能的迅速发展,人工智能伦理问题正在引起全球关注。2017 年以来,全球 30 多个国家和地区纷纷出台相应的伦理准则,呼吁重视人工智能伦理问题。根据德国非营利机构 Algorithm Watch[1] 的统计,政府、企业、社会机构、国际组织、学术团体等全球范围的利益相关体,已经提出了百余部原则或倡议,在隐私、公平、安全、可持续等伦理原则上基本达成共识。眼下正是全球人工智能治理体系的"孕育期",世界各国正在积极布局探索人工智能治理规则体系落地路径,加强人工智能治理,实践科技向善,发展安全、可信、负责任的人工智能。

　　医疗健康是人工智能重点赋能的领域,直接关系着人类生命健康与福祉,因此其伦理规范应更为严格。在医学影像领域,人工智能被认为能够率先实现普及应用。目前美国、英国、德国以及中国均有人工智能医学影像设备通过相关监管部门审批,并逐步走向医疗市场。然而相关伦理与规范是目前该技术发展与落地面临的最大挑战,隐私保护、公平、可解释等伦理原则在人工智能医学影像领域的实现路径亟待探索和解决。

1　网址为:https://algorithmwatch.org/en/。

1. 全球人工智能医学影像伦理治理现状

从全球人工智能医学影像治理实践上看,世界卫生组织、欧盟、美国、英国以及中国等国家以及国际组织均已经开始行动,在各自路径上积极探索,大力发展人工智能等新兴技术以变革国家卫生医疗体系,例如美国发布《21世纪治愈法案》,英国推进 NHS 体系的全面数字化转型,德国发布《数字医疗法案》,我国也制定了《"健康中国 2030"规划纲要》。目前人工智能医学影像领域的治理行动主要聚焦人工智能医疗器械的合法性问题。美国 FDA、英国 MHRA、德国 BfArM 以及中国的药监局均已出台或调整相关审查政策,以适应人工智能医疗器械的临床应用新情况。与此同时,针对健康大数据的隐私保护问题、临床应用、相关标准等行动也在不断扩充,正逐步形成支撑人工智能医学影像健康发展的治理体系。

1.1 世界卫生组织

世界卫生组织(World Health Organization,WHO)一直以来重点关

注人工智能在医疗卫生健康领域的巨大潜能及其可能引发的伦理问题,于 2021 年 6 月 28 日正式发布了《世界卫生组织卫生健康领域人工智能伦理与治理指南》(*Ethics and Governance of Artificial Intelligence for Health*:*WHO Guidance*)。报告列举了人工智能在医疗与卫生中的多种应用,例如人工智能在一些国家已经被用于提升治疗的速度和精准度。并在疾病的筛查、协助临床护理、加强卫生研究与药物研究、支持疾病监测、疫情应对和卫生系统管理等多种公共卫生干预措施里广泛应用。WHO 提出确保人工智能符合所有国家公共利益的六项原则:保护人类自主性,促进人类福祉、安全以及公共利益,确保透明度、可解释性和可理解性,促进责任和问责,确保包容性和公平性,促进可响应和可持续的人工智能,并相应提出了全球政府伦理治理最佳实践及行动建议。同时,WHO 鉴于人工智能软件的医疗设备(Artificial Intelligence-based Software as a Medical Device,AI-SaMD)迅速发展的态势,于 2021 年发布了《为基于人工智能的医疗设备生成证据:训练,验证和评估框架》(*Generating evidence for artificial intelligence based medical devices*:*a framework for training*,*validation and evaluation*),阐述了在评估 AI-SaMD 临床证据时需要考量的因素。2020 年 9 月,国际联合工作组 SPIRIT-AI(Standard Protocol Items:Recommendations for Interventional Trials — Artificial Intelligence Working Group)出台《人工智能干预临床试验研究方案报告规范指南:SPIRIT-AI 扩展版(2020)》,并在《临床试验研究方案报告规范指南(2013)》版本上增加了数据获取、纳入标准、干预措施等内容(详见附录 2),为人工智能医学影像临床试验伦理规范的确立和完善提供一定的指导。由同一工作组同步推进的《人工智能干预性临床试验报告指南:CONSORT-AI 扩展版(2020)》(*Consolidated Standards of Reporting*

Trials—Artificial Intelligence，CONSORT-AI)也于 2020 年 9 月出台，
在《临床试验报告统一标准(2010)》版本上对标题与摘要、背景和目的、受
试者等条目进行了扩展与阐释(详见附录 2)，旨在提高人工智能临床试验
的质量和透明度。

1.2　欧盟

　　欧盟面对人工智能医学影像的蓬勃发展，近年来也出台了一系列相关
的法律法规、政策战略和指南文件。2021 年 4 月，欧盟委员会通过了《人
工智能法》提案，旨在建立关于人工智能技术的统一规则，从立法层面确定
了人工智能各个方面的监管和治理方向，提出了基于风险治理人工智能、
严格限制高风险领域人工智能应用等要求。这项人工智能领域的前沿立
法反映出欧盟对于人工智能治理的重视，以及对医疗人工智能等高风险人
工智能的谨慎态度。在人工智能医学影像的界定上，2019 年 11 月，欧洲
委员会医疗器械协调小组(Medical Device Coordination Group，MDCG)
根据欧盟新医疗器械法规(Medical Device REGULATION［EU］2017/
745，MDR)和欧盟体外诊断医疗器械法规(In Vitro Diagnostic Devices
Regulations，IVDR)，就医疗器械软件(SaMD)的认定和分类发布了指南
文件"法规(EU) 2017/745 - MDR 和法规(EU)2017/746 - IVDR 中的软
件资格和分类指南"。这份指南明确地界定了医疗器械软件及其相适应的
法规，为人工智能医学影像制造商提供了指引。目前，在人工智能医学影
像领域，欧盟已经制定了一些分类标准和伦理原则，但是面向这一细分领
域的具体政策战略还在酝酿之中。2022 年 5 月，欧盟委员会提出了建立
"欧洲健康数据空间"(European Health Data Space，EHDS)的提案，这一

提案旨在使个人能够更好访问和分享健康数据、发展数字健康服务、促进对于数字健康产品的政策制定和有效监管,反映出欧盟面对数字医疗转型升级的积极态度。随着欧盟数字健康政策的逐步完善,作为数字健康产品之一的人工智能医学影像产品将迎来更完善的监管体制和更广阔的发展空间。

在人工智能医学影像领域,欧盟的各个成员国近年也有着相关实践。以德国为例,其在国家战略层面重视医疗人工智能技术的发展与创新,并且已经有了授权医疗人工智能产品进入市场的实践。2018年,德国联邦政府发布了"德国联邦政府的人工智能战略"白皮书(*Strategie Künstliche Intelligenz der Bundesregierung*),计划在2025年前投资30亿欧元推动德国人工智能发展,其战略布局覆盖了医疗人工智能在内的各个领域,提出在医疗卫生领域开展应用研发,推进人工智能在医疗卫生领域的应用,同时考虑在医疗卫生领域设立人工智能的强制性标准。同年,德国联邦内阁通过了"高技术战略2025"(The High-Tech Strategy 2025),确定了未来数年内德国研究与创新的发展方针。在这篇战略规划中,德国联邦政府将人工智能技术视为一种能够决定德国创新国家地位的"未来能力"予以重视,提出通过数字创新技术将研究和医疗结合起来,实现智能医疗。次年9月,德国联邦教育与研究部(Bundesministerium für Bildung und Forschung)发布了"高科技战略2025进展报告"(*The High-Tech Strate-gy 2025 Progress Report*)。该报告介绍了"高科技战略2025"的初步实施情况,并进一步明确了"高技术战略2025"的关键举措和任务目标。在智能医疗方面,该报告提出未来要发展数字化卫生系统,利用数字化技术进行智能诊治。在市场监管方面,在欧盟统一认证的基础上,德国对人工智能医学影像产品实施审批和监管。进入德国的人工智能医学影像产品首先要通过欧盟 NLF-CE 认证(New Legislative Framework-CONFORMITE EUROPEENNE),即通过欧盟 2008 年修订的"技术协调与标准化新方法"法令框架认证,获得安全合格标志,并且通过德国联邦药品和医疗器械管理局(Bundesinstitut für Arzneimittel und Medizinprodukte,BfArM)的审批。2019 年,德国出台了《数字医疗法案》(*Digital Healthcare Act*,*Digitale-Versorgung-Gesetz*,DVG)。2020 年,德国联邦卫生部(BMG)发布了补充法律条例《数字健康应用条例》(*Digital Health Applications Ordinance*),这为德国医疗人工智能的上市和审批提供了法律基础。同时,德国于 2020 年修订的《医疗器械法》(*Medizinproduktegesetz*,MPG)为数字疗法(Digitale-Versorgungs)、人工智能医学影像等基于新技术的医疗产品提供了分类指导。2020 年,BfArM 发布了"BfArM 数字未来"报告(*BfArM Digital Future*),提出作为监管机构的 BfArM 将会进一步鼓励医疗器械系统的数字化创新,在提高患者安全性的同时探索数字化医疗器械的监管道路。作为欧盟成员国,在人工智能医学影像的治理和监管上,德国一方面与欧盟出台的法律法规、伦理原则保持统一,另一方面正不断完善本国的监管体系,探索自身的治理道路。

1.3　美国

2020 年 2 月 7 日,美国食品药品监督管理局(Food and Drug Administration,FDA)授权第一款使用人工智能指导用户的心脏超声软件上市销售,开创了人工智能医学影像产品进入市场的先河。在人工智能医学影像的规范治理中,美国主要以 FDA 为治理主体,FDA 下属的医疗器械与放射健康中心(Center for Devices and Radiological Health,CDRH)、数字健康卓越中心(Digital Health Center of Excellence，DHCoE)等多个中心协同合作。美国在人工智能医学影像治理上坚持创新先行，发挥其完备的医疗器械市场准入制度优势，鼓励企业积极进行技术创新，提交上市申请。

美国在政策和法规上为医疗创新提供大力支持。2016 年，众议院通过了"21 世纪治愈法案"(21th Cures Act)，旨在加快 FDA 对于药品和医疗器械的审批和授权，加强医疗研究和创新。以这项法案为基础，FDA 出台了促进数字健康的一系列政策举措。首先，FDA 在 2017 年发布了"数字健康创新行动计划"(Digital Health Innovation Action Plan)，提出对于数字健康医疗器械的治理计划和行动指南。同年，FDA 推出的"决定何时提交 510(k)以对现有设备进行软件更改"(*Deciding When to Submit a 510(k) for a Software Change to an Existing Device*)为医疗器械制造商的上市申请提供了指南。FDA 于 2017 年发布了"作为医疗器械的软件(SAMD)：工业和食品药品监督管理局工作人员的临床评估指南"(*Software as a Medical Device* [SAMD]：*Clinical Evaluation Guidance for Industry and Food and Drug Administration Staff*)，对 SAMD 这类新兴的医疗器械作出了概念界定和临床评估规范。在医疗器械开发评估工具方面，FDA 于 2017 年启动了"医疗器械开发工具计划"(Medical Device Development Tools [MDDT] program)，旨在通过更有效的方式收集信息以支持监管提交和相关决策，促进医疗器械的开发和评估，进而推进医疗创新。FDA 还出台了"使用真实世界证据支持医疗器械的监管决策指南"(*Use of Real-World Evidence to Support Regulatory Decision-Making for Medical Devices*)，阐明如何评估真实世界的数据，以确定它们能否作为证据用于医疗器械监管决策。2019 年，FDA 发布了"修改基于人工智能/机器学习[AI/ML]的软件作为医疗设备[SaMD]的拟议监管框架"(*Proposed Regulatory Framework for Modifications to Artific-ial Intelligence/Machine Learning* [*AI/ML*]*-Based Software as a Medical Device* [*SaMD*]),以既有的治理经验和审批实践为基础,根据人工智能算法不断迭代更新的特点,提出了一种允许 FDA 监管部门接受 AI/ML-SaMD 的迭代改进能力,同时确保患者安全的创新监管机制。

在市场审查方面,为了适应人工智能医学影像设备这一新品类的入市审查需求,美国食品药品监督管理局对现有的入市审查机制作出了一系列调整,完善了审批授权体系。FDA 通常根据医疗器械的安全性和有效性将其分为三类,Ⅰ类风险最低,Ⅲ类风险最高。Ⅰ类、Ⅱ类和无需上市前批准申请的Ⅲ类设备需要提交"510(k)上市前文件"以证明其实质等效性,2014 年发布的"510(k)计划:评估上市前的实质等效性通知[510(k)]"(*The 510（k）Program*:*Evaluating Substantial Equivalence in Premarket Notifications* [*510(k)*])为这类评估提供了具体指南。但是,人工智能医学影像设备属于过去从未被分类过的新型设备,这类设备无法通过提交 510(k)获得授权上市,而是需要重新被分类。针对这类情况,FDA 于 2014 年颁布了从头分类流程的指南草案(*2014 de novo draft guidance*),并于 2021 年 10 月颁布了这一流程的最终法规:"医疗器械从头分类流程"(*Medical Device De Novo Classification Process*),这是一种针对新型中低风险设备的监管途径。通过这一流程上市的器械将会创建一个新的监管分类,使得相同类型的后续设备可以通过 510(k)上市前流程获得授权。2019 年,FDA 发布的"在医疗器械上市前批准和从头分类中确定利益风险时要考虑的因素指南"(*Factors to Consider When Making Benefit-Risk Determinations in Medical Device Premarket Approval and De Novo Classifications*）为新型医疗设备上市前的自我评估提供了指导。

在适时更新的审批体系下,美国积极为人工智能医学影像设备开放市场。为了简化审批流程,FDA 还于 2017 年发布了"促进医疗创新:数字健康设备计划;软件预认证试点计划"（*Fostering Medical Innovation A Plan for Digital Health Devices*；*Software Precertification Pilot Program*）,并于 2019 年发布了首个预认证模型"开发软件预认证程序:工作模型"（Developing a Software Precertification Program：A Working Model）,这一项目联合苹果、谷歌等企业为人工智能医学软件提供预认证,简化了上市流程,提高了授权批准效率。种种举措使得人工智能医学影像设备涌入美国市场。自从 2020 年,FDA 授权首个人工智能心脏超声软件上市以来,许多人工智能医学影像设备在美国获得授权上市。截至 2021 年 9 月,在 FDA 公布的"支持人工智能和机器学习（AI/ML）的医疗设备"（Art-ificial Intelligence and Machine Learning［AI/ML］Enabled Medical Devices）列表中,已经有 343 种人工智能/机器学习医疗设备通过 510(k)或 De Novo 流程获得批准在美上市。

除上市审批之外,美国还在积极探索人工智能医学设备的其他监管路径。2020 年,FDA 设立了数字健康卓越中心（Digital Health Center of Excellence，DHCoE）,其总部设在 CDRH,是 CDRH 的数字健康计划的一部分。DHCoE 将负责提供数字健康技术咨询,推进技术的最佳实践以及"重新构建数字健康设备的监督机制"。DHCoE 计划协调监管审查的各方主体,推进预认证计划发展,减少监管方面的障碍;这一机构目前仍在开发建设中。

尽管美国以食品药品监督管理局为主体,以入市监管为主要手段的

"创新先行"治理策略取得了很大的成效,但是其审批制度仍然存在缺乏前瞻性研究、样本缺乏多样性、审批过于宽松等问题。例如,斯坦福大学研究团队发表在《自然医学》(*Nature Medicine*)上的文章"如何评估医疗 AI 设备:来自 FDA 批准分析的限制和建议"(*How medical AI devices are evaluated:limitations and recommendations from an analysis of FDA approvals*)指出,FDA 对医疗人工智能的评估存在缺陷。在 FDA 从 2015 年到 2020 年间批准的 130 个医疗人工智能设备中,绝大多数设备提交的评估只进行了回顾性研究,而缺乏进行前瞻性研究,这可能导致临床实践中人工智能决策工具偏离预期的用途。此外,他们还指出 FDA 缺少医疗人工智能设备评估点和样本数量的披露,西密歇根大学的 Jay G. Ronquillo 等人发布在《米尔班克季刊》(*The Milbank Quarterly*)上的文章"与软件相关的健康信息技术和其他医疗设备召回:对 FDA 数字健康监管的影响"(*Software-Related Recalls of Health Information Technology and Other Medical Devices:Implications for FDA Regulation of Digital Health*)指出,现有的医疗设备监管法规不足以通过识别和消除当前市场上软件中的危险缺陷来确保患者安全。并且,FDA 新的法规将进一步放宽对健康信息技术的限制,会减少有助于报告和召回有缺陷医疗软件的保障措施的推行。

1.4   英国

2019 年 1 月,英国国民医疗服务体系(National Health Service, NHS)发布了最新的十年长期计划,其中推进 NHS 体系的全面数字化转型是其核心内容,要求医疗专业人员,包括放射科专业人员提供以人为本的护理。在推进人工智能赋能医疗影像领域负责任创新应用方面,英国主要在国家 NHS 基础上充分发挥英国专业服务能力的优势,采用敏捷、动态的"软治理"手段,开展跨部门协作,从国家层面整体性落实伦理原则,实现原则落地。

首先,为推进 NHS 全面数字化转型,英国成立了 NHSX(NHS 的数字部门)负责顶层设计推进数字化全面工作,成立 NHS 人工智能实验室 NHS AI Lab,并启动了"人工智能道德倡议(The AI Ethics Initiative)"以及"规范人工智能生态系统(Regulating the AI ecosystem)"计划,研究如何优化监管路径,更好支撑人工智能的创新发展应用。例如,"人工智能道德倡议(The AI Ethics Initiative)"计划已经开展了"人工智能数据应用治理(Governing the use of data for AI)""健康公平(Striving for health equity)""建立人工智能临床应用的信心(Building confidence in clinical use of AI)"三个项目。与此同时,NHS 充分发挥英国专家服务力量,资助设立了全球第一个为人工智能技术在医疗健康领域的开发者和使用者提供的跨监管咨询服务——"多机构咨询服务(The multi-agency advice service,MAAS)",该计划旨在建设一个监管机构与医疗保健领域的开发者和采用者的桥梁平台,一方面支撑英国医疗健康领域四个国家机构[1]的政策制定,为决策者提供地面真相的相关证据以帮助决策者识别监管盲区、优化监管路径。另一方面将不同机构的繁复的监管规范进行实践落地的优化,例如 MAAS 发布了《人工智能健康护理购买指南(*A buyer's guide to AI in health and care*)》指导 NHS 相关机构在购买人工智能产

---

[1] 国家健康护理研究院 The National Institute for Health and Care Excellence (NICE),国家药品和保健品管理局 The Medicines and Healthcare products Regulatory Agency (MHRA),英国政府机构卫生研究管理局 The Health Research Authority (HRA)和英国护理质量委员会 The Care Quality Commission (CQC)。

品时需要考虑的事项与流程;发布《数字和数据驱动健康技术良好实践指南》(*A guide to good practice for digital and data-driven health technologies*)指导 NHS 机构在应用人工智能技术能够与英国医疗卫生改革的愿景相吻合;发布《数字卫生技术证据生成标准框架》(*Evidence standards framework [ESF] for digital health technologies*)指导如何以证据生成方法推进数字技术在健康领域的负责任创新。与此同时,为应对数字技术在医疗健康领域的患者隐私保护的挑战,NHS 将更加充分发挥 Caldicott Guardian 独立第三方咨询、监督功能,以 Caldicott 的八项原则为基础,凭借专家知识严格监督评审机构在患者数据采集、管理、共享等环节充分保障患者隐私权利、知情同意权利。

其次,在英国整体医疗改革背景下,人工智能医疗器械(AI as a medical device,AIaMD)相关创新越来越多地应用于医疗和社会保健领域,对英国现行的医疗器械相关审批法规提出了新的挑战。为适应新的发展需求,MHRA 启动了"2021 年至 2023 年药品和保健品监管机构行动计划(Medicines and Healthcare products Regulatory Agency Delivery Plan 2021 - 2023)",研究修订英国医疗器械法规,以更好保护患者权益,实现数字健康领域的负责任的创新,其中"Software and AI as a medical device change programme"是其重要内容,包括 11 个工作项目(Working Project),分别为资格(WP 1 Qualification),分类(WP 2 Classification),上市前(WP 3 Premarket),上市后(WP 4 Post market),医疗器械网络安全(WP 5 Cyber Secure Medical Devices),创新准入(WP 6 Innovative Access),医疗器械气闸医疗器械算法锁定(WP 7 SaMD Airlock),移动设备与应用程序(WP 8 Mobile Health, and Apps),AI 项目的严格评估(WP 9 Project AI RIG [AI Rigour]),可解释性评估(WP 10 Project Glass Box

［AI Interpretability］），适应性评估（WP 11 Project Ship of Theseus ［AI Adaptivity］），重点研究探索一揽子机制创新问题，如重新定义人工智能医疗设备及适应范围、患者安全与权益保护、研究医疗器械的开发创新许可和访问途径（Innovative Licensing and Access Pathway，ILAP）的上市审批新机制以及可解释性、适应性的创新评估审查解决方案等。

与此同时英国标准协会（British Standards Institution，BSI）也在致力于开发与人工智能在医疗健康领域创新应用的一系列标准，在 2019 年，其与 MHRA 以及医疗器械先进协会（The Association for the Advancement of Medical Instrumentation，AAMI）发布了《人工智能和机器学习算法在医疗健康领域中的新兴应用：治理和监管的建议》（*The emergence of artificial intelligence and machine learning algorithms in healthcare：Recommendations to support governance and regulation*），该报告探讨了英国数据保护法的基础上研究"数据保护影响评估（Data Protection Impact Assessment，DPIA）"以帮助政府判别人工智能应用的潜在影响，并指定适应的解决方案，并重点强调了应用"通过设计的隐私（Privacy by Design）"理念，帮助相关应用的法律合规性和增强其公共信任。

英国放射技师学会学院（The Society and College of Radiographers，SCoR）于 2020 年发布了《放射技师学会和学院政策声明：人工智能》（*The Society and College of Radiographers policy statement：Artificial Intelligence*），旨在倡议动员英国放射技师积极迎接人工智能在放射领域的创新应用，认清新的发展需求下的新使命与任务，倡导更好高质量的诊断和放射治疗服务。之后 SCoR 专门成立了人工智能工作小组，并发布《人工智能：临床成像和放射治疗专业人员指南》（*Artificial intelligence：Guidance for clinical imaging and therapeutic radiography workforce professionals*），从临床实践、教育培训、研究以及与利益相关者伙伴关系等方面提供实践建议，SCoR 同时还提出了一系列英国全国性的临床成像和放射治疗专业人员教育培训计划，既包括高校的教育课程，亦包括在职人员的继续教育培训内容。

2. 我国人工智能医学影像伦理治理现状

　　自 2016 年起,中国政府及各相关部委持续制定、发布相关政策,大力促进人工智能医学影像技术创新发展(见表 1－1)。2017 年,国务院发布《新一代人工智能发展规划》,提出了面向 2030 年我国新一代人工智能发展的指导思想、战略目标、重点任务和保障措施,强调部署构筑我国人工智能发展的先发优势,加快建设创新型国家和科技强国。《规划》将智能医疗作为重点任务,强调推广应用人工智能治疗新模式、新手段,如实现智能影像识别、病理分型和智能多学科会诊等。2021 年 10 月 11 日,工业和信息化部、国家药品监督管理局联合印发通知,组织开展人工智能医疗器械创新任务揭榜工作,聚焦人工智能辅助诊断和辅助治疗产品、人工智能医疗器械临床试验中心、医学人工智能数据库等重要方向,推动人工智能在医疗领域的融合应用,加速人工智能医疗器械新技术、新产品的落地应用。

表 1-1　我国人工智能医学影像技术发展相关政策

政策名称	颁布日期	颁布主体	政 策 要 点
《关于组织开展人工智能医疗器械创新任务揭榜工作的通知》	2021-10	工信部药监局	● 面向智能产品和支撑环境 2 个方向,聚焦智能辅助诊断产品、智能辅助治疗产品、医学人工智能数据库等 8 类揭榜任务,征集并遴选一批具备较强创新能力的单位集中攻关,推动人工智能医疗器械创新发展,加速新技术、新产品落地应用
《2021 年医疗器械行业标准制修订计划项目》	2021-07	药监局	● 将《人工智能医疗器械肺部影像辅助分析软件算法性能测试方法》及《人工智能医疗器械质量要求和评价第 3 部分:数据标注通用要求》标准制修订项目提上日程
《国家新一代人工智能开放创新平台建设工作指引》	2019-08	国务院	● 鼓励人工智能细分领域领军企业搭建开源、开放平台,面向公众开放人工智能技术研发资源,向社会输出人工智能技术服务能力,推动人工智能技术的行业应用,培育行业领军企业,助力中小微企业成长
《关于促进人工智能和实体经济深度融合的指导意见》	2019-03	国务院	● 稳步推进教育、医疗、能源、公共安全等数据的内部整合、共享与对外开放,制定数据资源清单和开放计划,支持相关企事业单位联合人工智能企业围绕应用场景开展人工智能服务,鼓励优质机构人工智能服务能力和资源向地方开放
《关于深入开展"互联网+医疗健康"便民惠民活动的通知》	2018-07	卫健委	● 加快推进智慧医院建设,改造优化诊疗流程,推进智能医学影像识别、病理分型和多学科会诊及多种医疗健康场景下的智能语音技术应用,提高医疗服务效率
《全国医院信息化建设标准与规范(试行)》	2018-04	卫健委	● 利用人工智能技术对疾病风险进行预测,实现医学影像辅助诊断、临床辅助诊疗、智能健康管理、医药智能管理和虚拟助理
《促进新一代人工智能产业发展三年行动计划》	2017-12	工信部	● 到 2020 年,在工业、医疗、金融、交通等领域汇集一定规模的行业应用数据,用于支持创业创新,推动医学影像数据采集标准化与规范化,加快医学影像辅助诊断系统的产品化及临床辅助应用
《新一代人工智能发展规划》	2017-07	国务院	● 以提升新一代人工智能科技创新能力为方向,以加快人工智能与经济社会国防深度融合为主线,按照"构建一个体系、把握双重属性、坚持三位一体、强化四大支撑"进行总体布局

政策名称	颁布日期	颁布主体	政 策 要 点
《"十三五"卫生与健康科技创新专项规划》	2017 - 06	卫健委	● 推进医学人工智能技术,开展医学大数据分析和机器学习等技术研究,重点支持机器智能辅助个性化诊断,精准治疗辅助决策支持系统,辅助康复和照看等研究,支撑智慧医疗发展
《"十三五"国家信息化规划》	2016 - 12	国务院	● 推动健康医疗相关的人工智能、生物三维打印、医用机器人、可穿戴设备及相关微型传感器等技术和产品在疾病预防、卫生应急、健康保健、日常护理中的应用
《关于促进和规范健康医疗大数据应用发展的指导意见》	2016 - 06	国务院	● 支持研发健康医疗相关的人工智能技术等,加快研发成果转化,提高数字医疗,物联网等设备生产制造水平,促进健康医疗智能装备产业升级

人工智能医学影像也促进了医疗与人工智能的产业和行业发展。西门子医疗、通用医疗等传统医疗巨头,谷歌、阿里巴巴、腾讯等互联网巨头均将人工智能医学影像作为重要战略方向。与此同时,人工智能医学影像技术还带动企业催生出一批新兴业务,如联影智能、商汤科技、依图科技等正在着力研发和推广人工智能医学影像相关产品。截至 2021 年底,我国推想科技、数坤科技、联影智能等共计 15 家人工智能医疗企业的产品,已经中国国家药品监督管理局批准获得人工智能医疗器械三类证,在心脏冠脉狭窄人工智能、基于 CT 骨折医疗人工智能、肺部人工智能等领域实现审批突破,经临床试验后或将成为可供市场使用的成熟产品。

我国一直高度重视人工智能伦理与治理问题。2021 年 9 月 25 日,国家新一代人工智能治理专业委员会发布《新一代人工智能伦理规范》,在将伦理道德融入人工智能全生命周期,为从事人工智能相关活动的自然人、法人和其他相关机构等提供伦理指引,增强全社会的人工智能伦理意识与行为自觉,积极引导负责任的人工智能研发与应用活动,促进人工智能健康发展。

我国在人工智能医学影像领域,特别是在人工智能医疗器械审查评估上,我国采用严格监管模式,以"标准先行、贯标评估审批"的方式开展相关工作。2019年7月,国家药品监督管理局医疗器械技术审评中心发布《深度学习辅助决策医疗器械软件审批要点》,规定审批应基于软件的预期用途(目标疾病、临床用途、重要程度、紧迫程度)、使用场景(适用人群、目标用户、使用场所、临床流程)、核心功能(处理对象、数据兼容性、功能类型)予以实施,并贯穿于软件全生命周期过程。在数据、算法、进口软件、临床试验、临床评价、辅助决策独立软件产品命名上均作出相关规定。7月17日,在国家药品监督管理局业务指导下,国家药品监督管理局医疗器械技术审评中心牵头与国家有关单位、科研机构、科研院校、医疗机构、学会等单位合作成立人工智能医疗器械创新合作平台,旨在建设我国新一代人工智能医疗器械的科学监管理论和政策体系,通过在数据管理、标准制定、临床评价、检测检验等环节中发挥重要作用,加快人工智能科技成果在医疗器械领域的转化应用,推进人工智能医疗器械的科技创新和健康发展。目前平台已经推出医疗人工智能测评公共服务平台、肺炎CT影像AI标准数据库质量手册、糖尿病视网膜病变常规眼底彩色照相AI标准数据库质量手册、肺炎CT影像辅助分诊与评估软件审评要点(试行)等相关成果。

2020年1月15日,国家药监局发出了第一张人工智能器械注册证——科亚医疗的冠脉血流储备分数计算软件率先撞线,这也标志着医疗人工智能的商业化进程进入了新阶段。

2021年,国家药监局医疗器械分类技术委员会医用软件专业组通过梳理国内外人工智能类医用软件注册产品现状及国内外关于医用软件类产品分类政策,结合人工智能算法的技术特点和监管中的风险程度等,依据《医疗器械监督管理条例》、《医疗器械分类规则》(国家食品药品监督管理总局令第 15 号)、《医疗器械分类目录》编制了《人工智能类医用软件分类界定指导原则》,提出在医疗场景中人工智能医学影像设备按照第三类医疗器械管理。2021 年 4 月 16 日,国家药监局发布了《人工智能类医用软件产品分类界定指导原则》(征求意见稿)。2021 年 7 月,按照《医疗器械标准管理办法》《医疗器械标准制修订工作管理规范》要求,国家药监局组织开展了 2021 年医疗器械行业标准制修订项目遴选工作,确定了 77 项医疗器械行业标准制修订计划项目,以期规范人工智能医学影像设备在医疗场景中的规范应用,促进技术创新的有序发展。为进一步规范人工智能医疗器械的管理,2022 年 3 月 7 日,国家药监局器审中心发布《医疗器械软件注册审查指导原则(2022 年修订版)》,并于同一天发布《人工智能医疗器械注册审查指导原则》,进一步确立了人工智能医疗器械的概念、注册基本原则、人工智能医疗器械生存周期过程、技术考量等部分,更加明确注册企业明确的规定与标准。但在人工智能医学影像研发、临床应用以及教学场景中仍然有很多伦理问题亟待解决。

在标准方面,2020 年我国首批人工智能医疗器械行业标准《人工智能医疗器械　质量要求与评价　第 1 部分:术语》和《人工智能医疗器械　质量要求与评价　第 2 部分:数据集通用要求》已经进入报批阶段。与此同时,中检院联合中华医学会放射学分会、国家卫生健康委能力建设与继续教育中心等共同发布了《胸部 CT 肺结节数据集及质量控制专家共识》,为标准的落地提供参考。

根据国家药监局公示的标准制修订计划,2021 年中检院围绕《人工智能医疗器械质量要求和评价　第 3 部分:数据标注通用要求》和《人工智能医疗器械肺部影像辅助分析软件算法性能测试方法》两个主题开展标准立项起草工作。其中,《人工智能医疗器械肺部影像辅助分析软件 算法性能测试方法》面向肺结节、肺炎等临床用途的人工智能医疗器械软件的测试需求,并创新性地尝试对人工智能医疗器械软件的一些特殊性能包括对抗测试、压力测试等提出标准测量依据。

在伦理审查方面,各医疗机构目前主要基于《涉及人的生物医学研究伦理审查办法》进行相关科研项目伦理审查。根据 2022 年 3 月 20 日,中共中央办公厅、国务院办公厅印发《关于加强科技伦理治理的意见》,强调要"制定生命科学、医学、人工智能等重点领域的科技伦理规范、指南等,完善科技伦理相关标准,明确科技伦理要求,引导科技机构和科技人员合规开展科技活动"。2023 年 3 月,国家四部委联合印发《涉及人的生命科学和医学研究伦理审查办法》,对使用人的信息数据或者生物样本开展研究进行了更为灵活的审查规定。相关科技伦理审查办法的制定,将更大力度地推进与完善科技伦理审查制度的建设。

3. 章节导读

在过去 20 年里，医学影像技术、人工智能技术以及将这两项技术相结合的临床应用在全世界范围内快速发展并取得了长足进步。随着医学影像数据的海量扩增、人工智能算法模型的改进优化以及软硬件设备质量的不断提升，越来越多的人工智能技术被应用于临床医学影像场景中，帮助医生提高诊疗效率，缩短患者就诊时间，降低患者就医成本，缓解当前我国医疗资源分布不均衡等。但是，我们也需要清楚地认识到，当前人工智能医学影像在技术研发与临床应用环节还未形成成熟规范，与之适配的政策尚不完善。同时，大数据的隐私保护、深度学习中的"算法黑箱"、技术与医疗场景交互的复杂性还可能造成不确定性风险。以上均是目前制约人工智能医学影像技术落地与创新发展的难点、痛点。

在这样的背景下手册凝聚多方共识，结合实践经验，旨在为中国人工智能医学影像的从业及相关人员提供具备可操作性的实践指南，指导其在技术应用过程中规避伦理风险，促进行业规范的建立。

手册围绕人工智能医学影像的伦理风险，聚焦"科研""临床""教学"三大场景,以全流程视角,系统分析各场景下的要素与相关利益活动主体交互中潜在的伦理风险,围绕其中重要伦理议题,分主体提出相应的伦理导则及解决方案。手册也列举了一系列案例,为业界同行提供参考。案例主要包括以下四类:优秀实践案例、负面案例、行业共识规范要点及相关前沿研究动态。手册是在现行法规、强制性标准体系以及当前社会的科技能力、认知水平下制定的,随着法规、强制性标准体系的不断完善以及科技能力、认知水平的不断提高,本指导原则相关内容也将适时调整。

本手册面向开展涉及人的生物医学研究的机构,包括医疗机构、科研院所、各级机构伦理委员会、医院医疗主管部门、医学院教务处等行政部门;适用范围包括开展人工智能医学影像科研、临床、教学活动的相关团队,医学专业背景、人工智能专业背景、伦理学、社会学等多类专业背景的研究人员,从事与人工智能医学影像相关活动的医务从业人员,以及涉及人工智能医学影像教学活动的教职人员和学生。

本手册分为十个章节,每一部分简介如下:

第一章　概念释义与缩略语

该部分阐释了后文中所会用到的概念和缩略语,概念分为医学类概念、人工智能技术性概念和伦理概念,旨在帮助读者更好地理解后文中涉及概念和缩略语的表述。

第二章　人工智能医学影像基本原理

该部分从疾病筛查预测、病灶识别和临床决策三部分阐述了人工智能技术发展是如何在医学领域的交叉融合并不断推进医学影像学领域技术突破创新的。在疾病筛查预测部分介绍了人工智能医学影像预测筛查胶质瘤、直肠癌、冠心病等疾病的案例,并介绍了在该领域推进人工智能可解释性的努力;在病灶识别部分介绍了病灶检测分割的经典算法,如 U-Net

架构、nnUnet 模型以及最近结合 Transformer 的各种 U-Net 变体；在临床决策支持部分介绍了利用深度学习对多层 CT 影像进行筛选和分类的辅助诊断技术为临床医生提供有价值的参考意见的案例。

第三章 人工智能医学影像伦理原则

该部分主要介绍了本手册所遵循的伦理原则，伦理原则的形成重点参照了国内外具有较大影响力的伦理指南、政策文件、标准共识，充分考虑了社会各界对医学人工智能临床应用的高度伦理关切。本手册所遵循的伦理原则包括：增进患者福祉、维护公平公正、保护隐私安全、尊重人类自主、促进透明可信和强化责任担当。

第四章 人工智能医学影像的应用场景与流程概述

该部分从定义和流程二个维度介绍了三种人工智能医学影像的应用场景，分别是人工智能医学影像的科研场景活动、临床场景活动和教学场景活动。人工智能医学影像科研活动一般是指利用人工智能技术研发先进医学影像技术或者应用人工智能医学影像技术促进公共健康的科学研究活动，包括涉及"人工智能医学影像技术"的基础研究、涉及"人工智能医学影像技术"的临床试验和涉及"人工智能医学影像技术"的数据、资料研究。人工智能医学影像临床活动的一般流程包括临床准入、人工智能辅助诊断、术中辅助、出具与解读报告、数据管理和日常运维等环节。人工智能医学影像技术在教育教学场景中的应用可以分为两个层次：一是面向医学生开展的以人工智能医学影像为主要内容的相关教育教学活动；二是利用人工智能医学影像技术或者系统作为辅助工具进行的医学教育教学活动。

第五章 科研场景活动伦理指引

该部分主要阐释了人工智能医学影像在科研场景活动中的伦理分析和多主体的伦理指引。本部分通过全流程视角，对科研立项，项目开展过程中,在科研验收、结项与成果转化各阶段中涉及的相关要素以及相关利益主体的活动(政府相关部门、项目负责人与研究团队、伦理委员会、科研管理部门)进行伦理分析,提出包括科研立项的临床意义不高、事前伦理审查不充分、违背数据所有者和受试者知情同意等 15 条风险,并提出相关利益主体的伦理指引建议 11 条。该部分同时还为读者提供了多个研究前沿的负面风险、优秀实践以及政策参考案例作为参考。

第六章　临床场景活动伦理指引

该部分主要阐释了人工智能医学影像在临床场景活动中的伦理风险和多主体的伦理指引。对临床准入阶段、辅助诊疗阶段、数据管理和日常运维阶段中涉及的相关要素以及相关利益主体开展伦理分析,并提出包括辅助诊疗阶段数据集偏移的风险、医务人员对人工智能医学影像系统过于信任从而引发技术依赖的伦理风险 14 条,并据此提出相关利益主体的伦理指引建议 17 条。该部分同时还为读者提供了多个研究前沿的负面风险、优秀实践以及政策参考案例作为参考。

第七章　教育教学场景活动伦理指引

该部分主要阐释了人工智能医学影像在教育教学场景活动中的伦理风险和多主体的伦理指引。人工智能医学影像教育教学活动的主要主体是教务处等主管部门以及教职人员。本部分主要聚焦两类教育教学场景下的伦理议题。一是在进行涉及人工智能医学影像教学活动设计时,教育工作者应加强对技术伦理及风险层面的认知。教学活动的核心应当以人为本,增加人文关怀和伦理风险等教学内容。二是在具体的教学活动中,任课教师应当始终坚持"寓教于实践"的教学思路,结合实际的应用案例传授技术的原理和局限,不要脱离具体的应用场景来单纯讨论技术问题。教职人员应始终坚持以人为本,充分利用技术优势,不断创新优化教学活动。

第八章　人工智能医学影像伦理审查表

该部分根据前几章节提炼汇总人工智能医学影像伦理审查要点,并将其制成审查表格样式,便于读者和相关机构实践中参考使用。

第九章　人工智能医学影像伦理指引(精华版)

该部分为第五、第六、第七章多主体职责与行动建议条目汇总,便于读者和相关机构实践中参考使用。

第十章　总结与展望

本部分是对本手册的总结及对未来的一些思考。

第一章
概念释义与缩略语

1.1 概念释义

1.1.1 医学类概念

第三类医疗器械(Medical devices of Class III)

第三类医疗器械是具有较高风险,需要采取特别措施严格控制管理以保证其安全、有效的医疗器械。[1]

假阳性(FP, False Positive)

假阳性 False Positive(FP)被算法判为阳性的阴性样本。假阳性可能引发误诊,可能导致后续不必要的诊疗活动。

假阴性(FN, False Negative)

假阴性被算法判为阴性的阳性样本。假阴性可能引发漏诊,可能导致后续诊疗活动延误,特别是要考虑快速进展疾病的诊疗活动延误风险。

---

1 国家药品监督管理局.医疗器械的分类标准和方法是什么?[EB/OL].(2017-10-25)[2021-11-11].https://www.nmpa.gov.cn/xxgk/kpzhsh/kpzhshylqx/20171025141001498.html.

禁忌证（Contraindications）

禁忌证是指在一定的情况下因其可能会对患者产生危害、引发不良后果而不应使用药物的情况。禁忌证分为两种类型：一种是相对禁忌证，是指当两种药物或程序一起使用时应当谨慎，如果使用的收益大于风险则是可以考虑的；一种是绝对禁忌证，这意味着该药品或程序可能会导致危及生命的情况，应避免使用。[1]

临床试验（Clinical trials）

临床试验指以人体（患者或健康受试者）为对象的试验，意在发现或验证某种试验药物的临床医学、药理学以及其他药效学作用、不良反应，或者试验药物的吸收、分布、代谢和排泄，以确定药物的疗效与安全性的系统性试验。[2]

医疗器械临床试验是指：获得医疗器械临床试验资格的医疗机构（以下称医疗机构）对申请注册的医疗器械在正常使用条件下的安全性和有效性按照规定进行试用或验证的过程。医疗器械临床试验的目的是评价受试产品是否具有预期的安全性和有效性。[3]

敏感性（Sensitivity）

敏感性是指实际患病又被诊断标准正确地诊断出来的百分比，阳性且称正类。[4] 衡量准确识别的阳性比例。敏感性＝真阳性/（真阳性＋假

1　U. S. National Library of Medicine. Medical Encyclopedia-Contraindication ［EB/OL］. （2015 - 01 - 21）［2021 - 11 - 11］. https：//web. archive. org/web/20160705121004/https：//www. nlm. nih. gov/medlineplus/ency/article/002314. htm.

2　国家食品药品监督管理局. 药物临床试验质量管理规范［EB/OL］.（2004 - 01 - 17）［2021 - 12 - 27］. https：//www. nmpa. gov. cn/xxgk/fgwj/bmgzh/20030806010101443. html.

3　国家食品药品监督管理局. 医疗器械临床试验规定［EB/OL］.（2004 - 01 - 17）［2021 - 12 - 27］. http：//www. gov. cn/gongbao/content/2004/content_62951. htm.

4　中国电子工业标准化技术协会. 智能医疗影像辅助诊断系统技术要求和测试评价方法［R/OL］.（2020 - 07 - 30）［2022 - 03 - 09］. http：//www. ttbz. org. cn/StandardManage/Detail/37766/.

阴性)。[1]

特异性(Sensitivity)

特异性与敏感度类似,阴性类中被准确诊断为阴性的样本所占阴性数量的百分比,阴性且称负类。衡量准确识别的阴性比例。特异度＝真阴性/(真阴性＋假阴性)。

适应证(Indication)

药物适用于某种疾病证候(或症状)的范围。一般需经相关主管部门审批,是药物的最基本属性。[2]

受试者(Participant)

临床研究中自觉或志愿参与和接受试验的人。与临床前研究对象不同,出于其主观能动性配合完成试验,而非被动地被研究者试验,所以不能称为被试者,更不宜简称为被试。[3]

医疗器械软件(SaMD, Software as a Medical Device)

医疗器械软件旨在用于一个或多个医疗目的的软件,且可以不作为医疗设备硬件的一部分而独立实现这些目的。[4]

医学影像辅助诊断(Medical image aided diagnose)

医学影像辅助诊断基于医学图像定量数据进行分析与挖掘,基于影像

1　WHO. Generating evidence for artificial intelligence-based medical devices: a framework for training, validation and evaluation [EB/OL]. (2021 - 01 - 01)[2022 - 03 - 09]. https://apps. who. int/iris/handle/10665/349093.

2　全国科学技术名词审定委员会.《药学名词》(第二版)[EB/OL]. (2016 - 03 - 09)[2021 - 12 - 27]. http://www. cnterm. cn/jggk/sdfwyh/yxmcsdwyh/sdcg _ 34488/201605/t20160531 _ 337322. html.

3　全国科学技术名词审定委员会.《核医学名词》[EB/OL]. (2018 - 07 - 05)[2021 - 12 - 27]. http://www. cnterm. cn/sdgb/sdzsgb/jbxl/201807/t20180705_415324. html.

4　IMDRF. Software as a Medical Device(SaMD): Key Definitions [EB/OL]. (2013 - 12 - 09) [2022 - 03 - 09]. https://www. imdrf. org/sites/default/files/docs/imdrf/final/technical/ imdrf-tech-131209-samd-key-definitions-140901. pdf.

组学相关知识与技术手段分析疾病相关的信息,以对疾病进行识别以及对疗效、预后进行评价等。[1]

智能医疗(Intelligent Medicine)

智能医疗指的是应用人工智能技术的医学诊疗新模式、新手段,包括:智慧医院、人机协同的手术机器人、智能诊疗助手、柔性可穿戴、生物兼容的生理监测系统、人机协同临床智能诊疗方案、实现智能影像识别、病理分型和智能多学科会诊、基于人工智能开展大规模基因组识别、蛋白组学、代谢组学等研究和新药研发、知识库数据库的构建及模型训练的基础设施建设、流行病智能监测和防控。

真实世界(研究)(Real-World Studies)

真实世界(研究)是指针对预设的临床问题,在真实世界环境下收集与研究对象健康有关的数据(真实世界数据)或基于这些数据衍生的汇总数据,通过分析,获得药物的使用情况及潜在获益—风险的临床证据(真实世界证据)的研究过程。[2]

1.1.2 技术性概念

长尾问题(Long-Tail)

"长尾"实际上是统计学中幂律(Power Laws)和帕累托分布(Pareto distribution)特征的口语化表达。正态曲线中的突起部分叫"头";右边相

---

1 中国电子工业标准化技术协会. 智能医疗影像辅助诊断系统技术要求和测试评价方法[R/OL]. (2020 - 07 - 30)[2022 - 03 - 09]. http://www.ttbz.org.cn/StandardManage/Detail/37766/.

2 国家药监局. 真实世界证据支持药物研发与审评的指导原则(试行)[EB/OL]. (2020 - 01 - 07)[2022 - 02 - 24]. https://www.nmpa.gov.cn/xxgk/ggtg/qtggtg/20200107151901190.html.

对平缓的部分叫"尾"。在人工智能领域中提到的长尾问题通常是指少数
类别含有大量的样本,大多数类别仅有极少量样本。传统的视觉识别方法
(如医学影像识别)应用到长尾分布的图像数据集时,会出现模型失效、识
别准确率骤降等问题。[1]

机器学习(ML,Machine Learning)

计算机科学的一个领域,同时是人工智能领域内的一种方法,是研究
怎样使用计算机模拟或实现人类学习活动的科学。机器学习通过从数据
中学习的模式来解决特定的任务,而不是通过遵循明确的规则。[2]

计算机视觉(Computer Vision)

计算机视觉关注计算机如何从数字图像或视频中获得高水平理解,是
使用计算机及相关设备对生物视觉的一种模拟。从工程学的角度来看,它
的目的是通过对采集的图片或视频进行处理以获得相应场景的三维信息,
来实现人类视觉系统能够完成的任务的自动化。[3]

可解释性(Interpretability)

可解释性意指人工智能系统的流程必须透明,其能力和目的必须被公
开讨论,人工智能决策必须尽可能向直接或间接受影响的人解释清楚;而
没有这些信息,就不能对人工智能系统决策提出合适的质疑。解释为什么
一个模型产生了一个特定的输出或决策(以及哪些输入因素的组合促成了

1　A FELDMANN,W WHITT. Fitting Mixtures of Exponentials to Long-tail Distributions to Analyze Network Performance Models [J]. Performance evaluation,1998,31(3-4):245-279.

2　WHO. Generating Evidence for Artificial Intelligence-based Medical Devices:A Framework for Training,Validation and Evaluation [EB/OL]. (2021-01-01)[2022-03-09]. https://apps. who. int/iris/handle/10665/349093.

3　WHO. Generating Evidence for Artificial Intelligence-based Medical Devices:A Framework for Training,Validation and Evaluation [EB/OL]. (2021-01-01)[2022-03-09]. https://apps. who. int/iris/handle/10665/349093.

这个结果)并不总是可能的,这类情况被称为"黑匣子"算法或算法黑箱(见下)。在这些情况下,需要在系统整体尊重基本权利的前提下采取其他可解释的路径(例如,关注可追溯性、可审核性和系统能力的透明及可沟通性)。对可解释性的需求度在很大程度上依赖于语境,以及一旦输出错误或不准确后果的事件严重性,因此,可解释性对于建立和维护用户对人工智能系统的信任至关重要。[1]

鲁棒性(Robustness)

鲁棒性是指系统在扰动或不确定的情况下仍能维持其性能稳定的行为,又称稳健性。例如,计算机软件在输入错误、磁盘故障、网络过载或有意攻击情况下,是否能够不死机、不崩溃,即为该软件的鲁棒性。

算法泛化能力(Generalization ability)

算法泛化能力指的是对于未学习的问题,计算机可以猜出适当答案的能力,从而用户不必将所有规则都教给计算机,计算机可以通过只学习一小部分知识来自动应对未知情况。[2]

算法黑箱(Algorithm "Black Box")

黑箱理论源于控制论,指不分析系统内部结构,仅从输入端和输出端分析系统规律的理论方法。黑箱通常是一种隐喻,指的是"为人不知的、既不能打开又不能从外部直接观察其内部状态的系统"。算法黑箱指的是算法运行的某个阶段所涉及的技术复杂且部分运行人类无法解释。因此,算法黑箱的本质在于不透明、难解释。[3]

1　THE EUROPEAN COMMISSION'S AI HLEG. Draft Ethics Guidelines for Trustworthy AI [EB/OL]. (2018 - 12 - 18)[2022 - 02 - 24]. https://www. euractiv. com/wp-content/uploads/sites/2/2018/12/AIHLEGDraftAIEthicsGuidelinespdf. pdf.

2　SUGIYAMA M. Introduction to Statistical Machine Learning [M]. Morgan Kaufmann,2015.

3　国家市场监督管理总局网络交易监督管理司. 算法黑箱基本概念及成因[EB/OL]. (2021 - 12 - 03)[2022 - 02 - 24]. www. samr. gov. cn/wljys/ptjjyj/202112/t20211210_337980. html.

数据集偏移(Dataset Shift)

当训练数据和测试数据联合分布不同时,数据集就会发生偏移。[1] 此问题有两个常见原因:①样本选择偏差(Sample Selection Bias):训练数据是通过有偏方法得到的,例如非均匀选择(Non-uniform Selection),导致训练数据无法很好表征的真实样本空间。②环境不平稳(Non-stationary Environments):当训练数据的采集环境跟测试数据不一致时会出现该问题,一般是由于时间或空间的改变引起的。

去标识化处理(De-identification)

去标识化处理是指通过对个人信息的技术处理,使其在不借助额外信息的情况下,无法识别或者关联个人信息主体的过程。[2]

脱敏处理(Data Desensitization or Data Masking)

从原始环境向目标环境进行敏感数据交换的过程中,通过一定方法消除原始环境数据中的敏感信息,并保留目标环境业务所需的数据特征或内容的数据处理过程。[3] 脱敏处理一般和去标识化处理合称去标识化脱敏处理。

1.1.3 伦理概念

隐私保护(Protection of Privacy)

保护隐私出于尊重原则。在一定意义上,疾病也是一种隐私。医疗职

---

1 MORENO-TORRES J G, RAEDER T, ALAIZ-RODRÍGUEZ R, et al. A Unifying View on Dataset Shift in Classification [J]. Pattern recognition, 2012,45(1):521-530.

2 国家市场监督管理总局,国家标准化管理委员会. 信息安全技术个人信息安全规范[EB/OL]. (2020-03-06)[2021-12-27]. https://ansafe. xust. edu. cn/DownLoad/2020SafeInstruction. pdf.

3 中国保密协会. 数据脱敏技术知多少? [J/OL]. (2021-06-15)[2022-02-24]. http://zgbmxh. cn/html/24465. html.

业的特点决定了医生必须承担为病人保守秘密和隐私的道德义务,病人则有要求医生保守个人秘密的道德权利。病人在诊疗过程中,允许医生了解和掌握的个人资料,医务人员只能在为该病人服务的范围内使用。[1]

公正原则(Principle of Justice)

公正原则是生命医学伦理学中的一项基本原则。首先,存在同样医疗需要的病人应该得到同样的医疗待遇。在最基本的医疗照顾方面,力求做到人人享有基本的医疗保健,并以同样的服务态度、医疗水平对待有同样医疗需要的病人,不能因为医疗以外的其他因素,如民族、性别、职业、信仰、党派、国籍和血缘等条件而亲此疏彼。其次,对存在不同医疗需要的病人,给予不同的医疗待遇。公正原则不否认人人均有生命和健康的权利,但也不是人人都应得到平均的医疗保健和照顾。给予不同需要的病人以平均的医疗资源、医疗照顾等待遇,也是一种不公正。在稀有医疗资源分配中就应以医疗需要为重要条件。公正的作用是建立在根据差别运用一般原则的基础上,这些差别在特定情况中是恰当的和正当的。[2]

医患关系(Doctor-Patient Relationship)

医患关系是指患者与医者在诊疗或缓解疾病过程中所建立的相互关系。狭义的医患关系指医生与患者间关系。广义的医患关系则指以医生为主的包括护士、医技人员、管理和后勤人员等医疗群体,与以患者为主的包括与患者关联的亲属、监护人、单位组织等群体,在诊疗过程中建立的相互关系。[3]

医生责任(Responsibility of Physicians)

医务人员对患者和社会负有责任,是医学道德规范及其实践的基础。

1　朱贻庭.应用伦理学辞典[M].上海:上海辞书出版社,2013:234.

2　朱贻庭.应用伦理学辞典[M].上海:上海辞书出版社,2013:232—233.

3　朱贻庭.应用伦理学辞典[M].上海:上海辞书出版社,2013:228.

在医患之间,医生的责任是无条件地忠实于患者的利益,对患者健康负责,不能伤害患者。具体表现在:(1)承担诊治的责任;(2)解除痛苦的责任;(3)解释、说明的责任。医生对社会的责任表现在:(1)面向社会的预防保健责任;(2)提高人类生命质量的责任;(3)参加社会现场急救的责任;(4)发展医学科学的责任。[1]

知情同意(Informed Consent)

在医疗领域,知情同意是患者的一项基本权利,是指医疗决策与医疗举措必须让患者或其家属知情,并得到同意和允许。知情同意可进一步区分为知情权和同意权。知情权是指在不损害患者利益和不影响治疗效果的前提下,医务人员应向患者提供有关的疾病信息,疾病知情权是有条件有限度的,以保护性医疗原则为前提。[2] 同意权是指患者有权选择治疗方案,也有权拒绝一些治疗手段和各种类型的医学实验。当患者因知识不足或其他原因拒绝治疗措施,而这种拒绝将会造成不良后果时,医务人员要耐心劝说,陈述利害,不能采取强迫手段。[3] 知情同意是对病人知情和自主选择、自愿同意权利的尊重,是调动病人主动参与医疗决策的重要措施。

自主(Autonomy)

在医学伦理中,自主指在医疗活动中病人有独立的、自己为自己做主的决定权。这种自主决定权从根本上表达的是病人的选择权,即病人对有关自己的诊疗护理,有经过深思熟虑作出合理决定并据此采取行动的权利。医学伦理的一些具体原则,如知情同意、知情选择、保守秘密和隐私等,均是这种决定权的体现。

---

1 朱贻庭.应用伦理学辞典[M].上海:上海辞书出版社,2013:548—549.

2 朱贻庭.应用伦理学辞典[M].上海:上海辞书出版社,2013:229.

3 朱贻庭.应用伦理学辞典[M].上海:上海辞书出版社,2013:229—230.

1.2　缩略语

AAMI：医疗器械先进协会（The Association for the Advancement of Medical Instrumentation）

AIaMD：人工智能医疗器械（AI as a medical device）

AI-SaMD：基于人工智能软件的医疗设备（Artificial intelligence-based software as a medical device）

AUC：接受者操作特性曲线下的面积（Area Under ROC）

BfArM：德国联邦药品和医疗器械管理局（Bundesinstitut für Arzneimittel und Medizinprodukte）

BraTS：脑肿瘤分割挑战赛（Brain Tumor Segmentation Challenge）

BSI：英国标准协会（British Standards Institution）

CAD：计算机辅助诊断（Computer Aided Diagnosis）

CDRH：医疗器械与放射健康中心（Center for Devices and Radiological Health）

CNCERT/CC：中国国家计算机网络应急技术处理协调中心（National Computer Network Emergency Response Technical Team/Coordination Center of China）

CNN：卷积神经网络（Convolutional Neural Network）

CONSORT-AI：试验报告的综合标准—人工智能（Consolidated Standards of Reporting Trials-Artificial Intelligence）

CQC：英国护理质量委员会（The Care Quality Commission）

CT：计算机断层成像（Computed Tomography）

DHCoE：数字健康卓越中心（Digital Health Center of Excellence）

DICOM：医学数字成像和通信（Digital Imaging and Communications in Medicine）

DL：深度学习（Deep Learning）

DPIA：数据保护影响评估（Data Protection Impact Assessment）

DVG：数字医疗法案（Digitale-Versorgung-Gesetz）

EHDS：欧洲健康数据空间（European Health Data Space）

FDA：美国食品和药品监督管理局（Food and Drug Administration）

FLAIR：磁共振成像液体衰减反转恢复序列（Fluid Attenuated Inversion Recovery）

GAN：生成对抗网络（Generative Adversarial Network）

GMLP：机器学习质量管理规范（Good Machine Learning Practice）

GPU：图形处理单元（Graphics Processing Unit）

HIC：混合集成电路（Hybrid Integrated Circuit）

HITC：高速公路信息终端（Highway Information Terminal Circulate）

HRA：英国政府机构卫生研究管理局（The Health Research Authority)

IEEE:电气与电子工程师协会(Institute of Electrical and Electronics Engineers)

ILAP:开发创新许可和访问途径(Innovative Licensing and Access Pathway)

IMDRF:国际医疗器械监管者论坛(International Medical Device Regulators Forum)

IVDR:欧盟体外诊断医疗器械法规(In Vitro Diagnostic Devices Regulations)

LIDC-IDRI:肺部图像数据库联盟的图像集(The Lung Image Database Consortium image collection)

LSTM:长短期记忆(Long Short-Term Memory)

MAAS:多机构咨询服务(The Multi-agency Advice Service)

MDCG:欧洲委员会医疗器械协调小组(Medical Device Coordination Group)

MDDT:医疗器械开发工具计划(Medical Device Development Tools)

MDR:欧盟新医疗器械法规(Medical Device REGULATION [EU] 2017/745,MDR)

MHRA:英国药监机构(Medicines and Healthcare Products Regulatory Agency)

ML:机器学习(Machine Learning)

MPG:医疗器械法(Medizinproduktegesetz)

MRI:磁共振影像(Magnetic Resonance Imaging)

NHS:英国国家医疗服务体系(National Health Service)

NICE：英国国家健康护理研究院（The National Institute for Health and Care Excellence）

NLF-CE：新立法框架-欧洲委员会（New Legislative Framework-CONFORMITE EUROPEENNE）

PET：正电子发射型计算机断层显像（Positron Emission Tomography）

PMCF：上市后临床随访（Post-market Clinical Follow-up）

SaMD：医疗器械软件（Software as a Medical Device）

SCoR：英国放射技师学会学院（The Society and College of Radiographers）

SPIRIT-AI：标准协议项目：介入性试验的建议—人工智能（Standard Protocol Items：Recommendations for Interventional Trials-Artificial Intelligence Working Group）

US：超声（Ultrasound）

WHO：世界卫生组织（World Health Organization）

XAI：可解释人工智能（Explainable Artificial Intelligence）

第二章
人工智能医学影像基本原理

　　人工智能医学影像是一项多学科融合技术,涉及结构成像、数字图像处理、人工智能建模等多个方面。当前医学影像技术日新月异,医生可以根据不同的成像方式得到不同模式的人体结构,甚至分子影像[1]信息,如何利用和解读这些丰富的医疗数据是促进医学图像分析发展的关键一步。

　　在医学影像领域,影像成像主要通过例如 X 射线、超声、计算机断层扫描、磁共振、核医学等技术实现对人体相关信息的图像反映,包括 X 射线(X-ray)成像、超声(Ultrasound,US)成像、计算机断层扫描(Computed Tomography,CT)成像、磁共振成像(Magnetic Resonance Imaging,MRI)、正电子发射断层扫描(Positron Emission Tomography,PET)成像等。目前医学影像分析面临非多模高精、数据非标孤立、疾病长尾突发、标注稀疏有噪、样本各异不均、任务复杂多样、安全脆弱不稳等多种挑战,采用人工智能技术使得针对性解决传统医学影像分析问题成为可能。例如利用人工智能多模态输入、多尺度、分块化、GPU 计算等解决影像多模高精问题,利用领域迁移、联邦学习解决数据非标孤立问题,利用学习与知识融合、可解释性解决疾病长尾突发问题,利用半/弱/自/无监督、不确定性定量解决标注稀疏有噪问题,利用对抗生成、网络架构设计解决样本各异不均问题,利用通用表征学习解决任务复杂多样问题,利用对抗攻击、模型防御解决安全脆弱不堪问题。医学影像智能诊断的流程可大致分为 3 个步骤,首先获取大量高质量的图像数据,然后对图像进行预处理,最后挖掘图像信息,进行分析预测。具体环节如图 2 - 1 所示。其中海量、高质量的图像数据是深度学习训练的基础,图像预处理(如配准、感兴趣区域提取)是后续分析准确度的基本保障,挖掘信息、建立预测模型是临床智能决策的关键。

1　分子影像,尤其是核医学分子影像可显示功能、代谢信息。

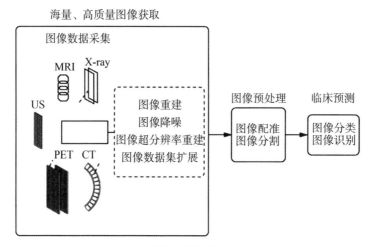

图 2-1 医学图像处理分析过程[1]

　　人工智能技术的发展及其与医学领域的交叉融合不断推进医学影像学领域技术突破创新,在例如疾病筛查预测、临床决策、病灶识别等方面的诊疗水平得到持续提升。

---

1 王丽会,秦永彬.深度学习在医学影像中的研究进展及发展趋势[J].大数据,2020,6(06):83—104.

2.1 疾病筛查与预测

　　人工智能医学影像技术在疾病的筛查与预测领域能够发挥重要作用。目前面向消化系统、心脑血管系统、神经系统、骨科、眼科、皮肤科、肿瘤等领域，全球均有研究团队开展人工智能赋能疾病筛查与预测的相关研究。通过医学影像完成疾病预测属于人工智能技术中计算机视觉的领域，其本质是处理图像识别任务。早期的人工智能医学影像研究专注于挖掘影像资料里隐藏的形态、密度、纹理等特征，并进一步选择更有价值的、相关性更高的参数作为有意义的生物学标记。如来自东京大学的高桥（Satoshi Takahashi）团队[1]采用影像组学技术分析磁共振弥散序列，建立胶质瘤分级预测模型，受试者曲线下面积（AUC）高达 0.91，说明该模型对神经胶质瘤的预测能力较好。2020 年一项影像基因组学研究[2]进一步基于 MRI 图

1 TAKAHASHI S，TAKAHASHI W，TANAKA S，et al. Radiomics Analysis for Glioma Malignancy Evaluation Using Diffusion Kurtosis and Tensor Imaging [J]. International Journal of Radiation Oncology Biology Physics，2019,105(4):784 - 791.

2 KOCAK B，DURMAZ E S，ATES E，et al. Radiogenomics of Lower-grade Gliomas：（转下页）

像预测低级别胶质瘤中 1p/19q 密码子丢失情况,结果表明该模型预测准确率高达 83.8%,实现了从形态学到基因学的跨越,为临床无创性评估提供了更优化的方案及策略。例如,结肠息肉具有进展为结直肠癌的潜在风险,在临床中因医生经验及技术的差异,存在漏诊、误诊等情况,因此产生了在 AI 辅助下对息肉危险度进行分级的需求。来自昆明医科大学第一附属医院的研究团队[1]应用 MRI 图像的影像组学特征评估直肠癌的肿瘤分级,结果显示可以准确区分直肠癌患者和健康受试者,对肿瘤分级的 AUC 达 0.827,说明对其预测能力准确可信。来自纪念斯隆凯特琳癌症中心的团队[2]利用结肠癌患者影像组学特征预测肿瘤微卫星不稳定性,该研究共纳入 198 例 2—3 期结肠癌患者,结果显示 CT 术前平扫图像的影像组学特征对微卫星稳定性预测的特异性高达 95%,可为个性化精准治疗提供帮助。

　　人工智能还能帮助患者进行疾病的早期筛查及预防,通过算法捕捉类似疾病早期进展的细微面部表征进行疾病筛查,从而在患者未有明显临床表现时及时进行医疗干预,避免病情恶化,进一步造成对生命健康的影响。例如,《欧洲心脏杂志》刊登了一篇文章,介绍了如何通过计算机深度学习算法分析脸部照片评估冠心病风险[3],尽管该技术仍处于研究阶段,但不

（接上页）Macine Learning-based MRI Texture Analysis for Predicting 1p/19q Codeletion Status [J]. European radiology, 2020,30(2):877 - 886.

1　HE B, JI T, ZGHANG H, et al. MRI-based radiomics signature for tumor grading of rectal carcinoma using random forest model [J]. Journal of cellular physiology, 2019, 234(11): 20501 - 20509.

2　GOLIA PERNICKA J S, GAGNIERE J, CHAKRABORTY J, et al. Radiomics-based Prediction of Microsatellite Instability in Colorectal Cancer at Initial Computed Tomography Evaluation [J]. Abdominal Radiology, 2019,44(11):3755 - 3763.

3　LIN S, LI Z, FU B, CHEN S, et al. Feasibility of Using Deep Learning to Detect Coronary Artery Disease Based on Facial Photo [J]. Eur Heart Journal, 2020,41(46):4400 - 4411. doi: 10.1093/eurheartj/ehaa640. PMID:32818267.

可否认其潜力。目前,也有较多成熟的 AI 面部识别技术被用于一些遗传
病或激素分泌异常疾病的早期诊断,例如肢端肥大症、唐氏综合征、库欣综
合征等。在影像学中,由于城乡医院专业设备的差异,我们需要使用更容
易获得的影像方法来进行疾病的预测,以此达到早筛的目的,而这类易获
得的影像单靠医师来诊断,存在误诊、漏诊等问题。比如可以通过 X 光在
乡镇医院完成肺结核的早筛(如来自哈佛、斯坦福和谷歌的研究团队使用
CheXNet 模型,实现了 14 种肺炎的预测,并达到了最佳水平[1]),若为阳性
则转至城区医院使用 CT 进行更加准确的预测。

　　由于深度学习方法的黑箱特性以及医学应用的特殊性,相关研究者开
始重视算法的可解释性、保证算法可靠性。例如在 2018 年医学图像计算
中机器智能可解释性国际研讨会上,研究者[2]利用 CNN 训练得到输出特
征,通过对不同特征图的可视化对比分析(如图 2-2),确定输入特征对最
终 CNN 目标神经元的贡献;在 IEEE Xplore 上发表的一篇文章中研究团
队[3]提出了用于阿尔茨海默病神经成像的医疗图像分类的变分自编码器-
生成对抗网络(VAE-GAN)模型,以明确地从背景混淆中分离出类相关特
征,以改善神经表型的可解释性;此外,还允许在图像的原始输入空间中可

1　RAJPURKAR, P, IRVIN, J A, ZHU, K, et al … CheXNet: Radiologist-Level Pneumonia
Detection on Chest X-Rays with Deep Learning. ArXiv.[Preprint.] Nov 14, 2017[accessed
2021 Nov 11]. Available from: abs/1711.05225.
2　VAN MOLLE P, DE STROOPER M, VERBELEN T, VANKEIRSBILCK B, SIMOENS P,
DHOEDT B. Visualizing Convolutional Neural Networks to Improve Decision Support for Skin
Lesion Classification. In Understanding and Interpreting Machine Learning in Medical Image
Computing Applications[M]. Springer, Cham, 2018:115-123. https://arxiv.org/pdf/1809.
03851.pdf.
3　C BASS et al., "ICAM-Reg: Interpretable Classification and Regression With Feature
Attribution for Mapping Neurological Phenotypes in Individual Scans," in IEEE Transactions
on Medical Imaging, vol. 42, no. 4, pp. 959-970, April 2023, doi: 10.1109/TMI.2022.
3221890.

视化和量化所学习到的病理学特定重构模式。总之,一个医疗诊断系统必须是透明的、可理解的、可解释的,才能获得医生、病人和监管者的信任[1],所以可解释人工智能在医学领域中非常重要。

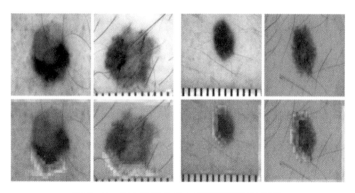

图 2-2   病变边界上具有高激活度的特征图

1 BIFFI C, CERROLAZA J J, TARRONI G, et al. Explainable Anatomical Shape Analysis Through Deep Hierarchical Generative Models [J]. IEEE transactions on medical imaging, 2020,39(6):2088-2099.

2.2 病灶检测及分割

目前来说,基于人工智能、深度学习的病灶检测分割算法具有经典的U-Net 架构、nnUnet 模型以及最近结合 Transformer 的各种 U-Net 变体。这些模型通过对医疗图像特征的提取,来识别病灶及其位置,从而完成检测及其分割任务。对于有着海量数据的医学影像图像分割,往往会有着惊人的速度及精度。[1]

从医学影像的各种模态上来看,近些年有基于 CT 图像的肺结核分割、肺叶分割、基于 MRI 图像的脑胶质瘤分割、基于 PET 图像的肿瘤及转移灶的分割等等[2],而随着研究的逐步深入,研究人员也在尝试将不同模态的医学影像结合起来,希望可以获得更多的病理信息,以达到对病灶更加精准的检测与分割。例如,由德国弗赖堡大学计算机科学系和 BIOSS

1 陈磊,刘爱娥,詹翊强,薛忠,周翔. 人工智能赋能医疗影像全流程[J]. 人工智能,2021(03):28—37. DOI:10. 16453/j. cnki. ISSN2096－5036. 2021. 03. 004.
2 陈磊,刘爱娥,詹翊强,薛忠,周翔. 人工智能赋能医疗影像全流程[J]. 人工智能,2021(03):28—37. DOI:10. 16453/j. cnki. ISSN2096－5036. 2021. 03. 004.

生物信号研究中心的奥拉夫·罗恩伯格（Olaf Ronneberger）等人提出的对称的全卷积神经网络 U-Net[1] 因其极佳的效果得到广泛的使用。近年来，也出现了不少 U-Net 网络的变体，尤其是在脑肿瘤的相关分割比赛如 BraTS 比赛中，已有众多参赛选手提出基于 U-Net 改进的网络架构。例如在 BraTS2019 上来自华南理工大学电子与信息工程学院的团队设计了一个新颖的二阶段级联 U-Net，取得了不错的分割效果[2]；在 BraTS2020 上来自德国海德堡癌症研究中心和海德堡大学生物科学学院的研究团队对 nnU-Net 进行了改进[3]。

同时，针对 MRI 图像的多种模态，如 FLAIR 序列、T1 增强序列等等，研究人员正尝试对多模态数据进行融合，以期获得比单个模态图像更加有用的信息，从而在对 MRI 图像上的病灶检测与分割中达到更加精准的效果。一支以北京科技大学为主的科研团队[4]利用 Transfomer 模型结合 U-Net 对多模态的 MRI 图像进行脑肿瘤的检测分割（Transformer in 3D CNN for 3D MRI Brain Tumor Segmentation，TransBTS）。多模态的数据有利于获得更多的信息，而 Transfomer 技术则可以进行全局特征建模，所以其对于肿瘤的检测与分割将会更加地精准。论文中用到了 BraT-

1　RONNEBERGER O，FISCHER P，BROX T. U-Net：Convolutional Networks for Biomedical Image Segmentation [C]//International Conference on Medical image computing and computer-assisted intervention. Springer，Cham，2015：234 - 241.

2　JIANG Z，DING C，LIU M，et al. Two-stage Cascaded U-Net：1st Place Solution to Brats Challenge 2019 Segmentation Task [C]//International MICCAI brainlesion workshop. Springer，Cham，2019：231 - 241.

3　ISENSEE F，PETERSEN J，KLEIN A，et al. nnU-Net：Self-adapting Framework for U-Net-based Medical Image Segmentation [J]. ArXiv. [Preprint.] Sept 27，2018 [accessed 2021 Nov 11]. Available from：arXiv：1809. 10486.

4　WANG W，CHEN C，DING M，et al. Transbts：Multimodal Brain Tumor Segmentation Using Transformer [C]//International Conference on Medical Image Computing and Computer-Assisted Intervention. Springer，Cham，2021：109 - 119.

S2019 和 BraTS2020 提供的数据集。在 BraTS2019 数据集上的实验表明,该团队的方法在 3D MRI 扫描分割上实现了优于最先进的脑肿瘤分割方法的性能。为了对比分析,论文还展示了包括 3D U-net、V-net、atten-tion U-net 和 TransBTS 在内的各种方法的脑肿瘤分割结果的视觉比较。从图 2-3 中可以看出,TransBTS 可以更准确地描述脑肿瘤。

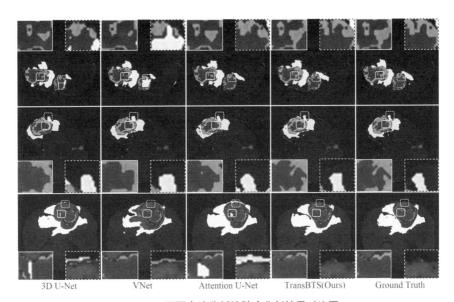

图 2-3　不同方法分析脑肿瘤分割结果对比图

综上,利用人工智能对病灶进行自动化的检测与分割不仅能够减轻医生负担、辅助医生诊断、提升工作效率,对病灶精细化的分割还能够实现精准诊疗。

2.3　临床决策支持

　　除了疾病筛查与预测和病灶检测及分割之外,人工智能在医学影像方面应用的重要特性,还包括极强的影像识别和计算能力、持续进化的自我学习能力以及稳定的性能优势。人工智能可以在医学影像识别及临床诊疗领域发挥重要价值,提供一定的决策支持。例如面向内窥镜手术、神经外科手术、骨科手术、穿刺手术、口腔种植手术等领域,研发融合人工智能技术的手术导航、定位和控制系统;研发融合人工智能技术的手术、消融、放射治疗等治疗规划系统。

　　目前,已有大量研究表明,利用深度学习对多层 CT 影像进行筛选和分类的辅助诊断技术能为临床医生提供有价值的参考意见[1],例如,对 CT 影像进行适当的预处理可以有效提高深度学习模型对肺结节的分类能力。

---

1 LIU X, FAES L, KALE A U, et al. A comparison of Deep Learning Performance Against Health-care Professionals in Detecting Diseases from Medical Imaging: A Systematic Review and Meta-analysis [J]. The lancet digital health, 2019,1(6):e271 - e297.

来自荷兰拉德堡大学的研究团队[1]通过将肺部CT影像垂直的横切面、矢状面和冠状面进行旋转扩充,通过二维视图生成三维斑块数据,从而解决了临床训练数据不足的问题。来自中国科学院分子影像重点实验室的田捷团队[2]则模拟医生阅片时的远观和近看过程,对同一结节图像进行了缩放处理后再进入深度学习网络,这一多尺度CNN模型的分类效果获得了显著提高。

医学影像识别领域的人工智能应用也正在大量进行商业转化与产品落地。当前商业化产品主要聚焦在肺部疾病影像的人工智能识别,也取得了一定进展。例如,σ-Discover Lung系统的新一期产品在美国癌症协会的LIDC-IDRI数据库上取得了98.5%的可靠性记录;主要应用于肺癌的Dr. WISE CAD医疗影像诊断系统已经在北京协和医院、北大医院等数十家三甲医院进行临床试用;依图科技智能CT辅助诊断对于8毫米以下的肺部结节能够达到92%的准确率。除此之外,目前也有医学影像人工智能产品关注食管癌、肺癌、糖尿病视网膜病变系统、乳腺癌等疾病的早期筛查以及寻找靶区等领域的应用。

人工智能医学技术结合消化内窥镜(如胃镜、肠镜等)可自动识别胃和肠道病变,对息肉、肿瘤、静脉曲张等完成动态分析诊断。日本电气股份有限公司(NEC)公司基于14万张结肠内镜的图像训练,研发出在结肠内窥镜中自动诊断息肉的AI模型,测试5000张结肠内镜图像,获得了高达98%的精确度,并宣布2019年正式进入临床试验。胶囊机器人(一般长

---

1 CIOMPI F, CHUNG K, van RIEL S J, et al. Towards Automatic Pulmonary Nodule Management in Lung Cancer Screening with Deep Learning [J]. Sci Rep,2017,(7):46479.

2 SHEN W, ZHOU M, YANG F, et al. Multi-scale Convolutional Neural Networks for Lung Nodule Classification [J]. Inf Process Med Imaging,2015,(24):588－599.

20mm、直径 10mm、体重不足 5g)内浓缩 300 多个精密元器件,集成了一系列磁控技术、光电技术和无线传输技术等高精尖技术。胶囊机器人进入人体后会拍摄大约 2 万张图片,通过 AI 技术从海量的图片中探索有效信息。人工智能医学影像技术也应用于手术机器人中,达芬奇机器人作为手术机器人的代表,是由外科医师控制台、床旁机械臂系统、成像系统构成的高级机器人平台,主要是通过智能化机械臂给医师赋能,以微创的方法实施复杂的外科手术。目前美国 FDA 已批准该机器人用于成人和儿童的普通外科、胸外科、泌尿外科、妇产科、头颈外科以及心脏手术,已经在临床中使用。AI 技术的发展将进一步推动手术机器人的升级。

第三章

人工智能医学影像伦理原则

3.1 伦理原则说明

为深入贯彻《新一代人工智能发展规划》,细化落实《新一代人工智能伦理规范》,增强医学影像领域的人工智能伦理意识与行为自觉,最大限度地降低和规避人工智能医学影像应用的伦理风险,手册重点参照国内外具有较大影响力的伦理指南、政策文件、标准共识,充分考虑社会各界对医学人工智能临床应用的高度伦理关切,形成"**人工智能医学影像伦理原则**"。

第一,原则参照国际人工智能、医疗健康领域伦理原则与指南,例如《世界医学协会赫尔辛基宣言》、世界卫生组织《卫生健康领域人工智能伦理与治理指南》及《生物医学研究审查伦理委员会操作指南》、国际医学科学组织委员会《人体生物医学研究国际伦理指南(2016 版)》等,在生命医学领域全球通用性的态度、立场和指导性原则。

第二,原则参照我国人工智能治理的框架与指南文件,包括国家新一代人工智能治理专业委员会《新一代人工智能治理原则》及《新一代人工智能伦理规范》,中共中央办公厅、国务院办公厅发布的《关于加强科技伦理治理的意见》,明确我国科技活动应当遵循的价值理念和行为规范。

第三,原则参照我国医学领域伦理相关的政策规定,如国家卫生和计划生育委员会《涉及人的生物医学研究伦理审查办法》、国家卫生健康委员会《涉及人的生命科学和医学研究伦理审查办法》及《涉及人的临床研究伦理审查委员会建设指南(2020 版)》,明确国家相关规定与特殊临床需求。原则还参照了国内影像学领域的宣言与共识,如《分子影像人工智能专家共识(2019 版)》《中国超声医学人工智能(USAI)行为准则-北京宣言》,广泛凝聚共识。

基于此,提出六条人工智能医学影像伦理原则,为人工智能医学影像相关活动主体提供指导,即(1)增进健康福祉;(2)维护公平公正;(3)保护隐私安全;(4)尊重人类自主;(5)促进透明可信;(6)强化责任担当。

3.2　人工智能医学影像伦理原则

3.2.1　增进健康福祉

人工智能医学影像的研究、设计与应用须坚持以患者为中心,尊重患者权利和利益,促进患者身心健康。以患者临床需求与公共健康为现实导向,避免将医学问题简单转化为技术问题。尊重生命发展规律、医学发展规律与技术发展规律,推进人工智能创新发展、良序发展、向善发展。[1]

3.2.2　维护公平公正

人工智能医学影像的使用应促进医疗公正,保障患者平等共享基本医

1　参照《新一代人工智能伦理规范》:增进人类福祉。坚持以人为本,遵循人类共同价值观,尊重人权和人类根本利益诉求,遵守国家或地区伦理道德。坚持公共利益优先,促进人机和谐友好,改善民生,增强获得感、幸福感,推动经济、社会及生态可持续发展,共建人类命运共同体。

疗资源。坚持普惠性与包容性,切实保护患者合法权益,促进机会均等。通过持续提高技术水平、改善管理方式,在人工智能医学影像数据获取、算法设计、技术开发、产品研究和应用过程中避免偏见和歧视。充分关注与尊重弱势群体、罕见病患者等特殊群体,根据需要提供相应替代诊疗方案。[1]

3.2.3　保护隐私安全

患者的医学影像、病历资料等相关信息应得到严格保护。尊重患者隐私权与知情同意权,如实将医疗数据的存储、使用及保密措施告知患者。完善个人数据授权撤销机制,反对任何窃取、篡改、泄露和其他非法收集利用与人工智能医学影像相关的个人信息的行为。[2]

1　(1)参照《新一代人工智能伦理规范》:促进公平公正。坚持普惠性和包容性,切实保护各相关主体合法权益,推动全社会公平共享人工智能带来的益处,促进社会公平正义和机会均等。在提供人工智能产品和服务时,应充分尊重和帮助弱势群体、特殊群体,并根据需要提供相应替代方案。
　(2)参照《新一代人工智能治理原则》:公平公正。人工智能发展应促进公平公正,保障利益相关者的权益,促进机会均等。通过持续提高技术水平、改善管理方式,在数据获取、算法设计、技术开发、产品研发和应用过程中消除偏见和歧视。
　(3)参照《蒙特利尔宣言》:公平原则。AIS的发展和使用必须有助于建立一个公正和公平的社会。AIS的设计和培训必须避免造成、加强或再现基于社会、性别、族裔、文化或宗教差异等原因的歧视。AIS的发展必须有助于消除基于权力、财富或知识差异的群体和人之间的统治关系。AIS的发展必须通过减少社会不平等和脆弱性,为所有人带来社会和经济利益。
2　(1)参照《新一代人工智能伦理规范》:充分尊重个人信息知情、同意等权利,依照合法、正当、必要和诚信原则处理个人信息,保障个人隐私与数据安全,不得损害个人合法数据权益,不得以窃取、篡改、泄露等方式非法收集利用个人信息,不得侵害个人隐私权。
　(2)参照《新一代人工智能治理原则》:尊重隐私。人工智能发展应尊重和保护个人隐私,充分保障个人的知情权和选择权。在个人信息的收集、存储、处理、使用等各环节应设置边界,建立规范。完善个人数据授权撤销机制,反对任何窃取、篡改、泄露和其他非法收集利用个人信息的行为。

3.2.4　尊重人类自主

　　人类的自主性应得到充分尊重与保护。尊重医生的自主性,在设计、开发与使用人工智能医学影像时应遵循人类主体性原则,以增强和补充医生的认知与技能为目的,不应干预甚至操纵医生的自主决策。尊重患者的自主性,在保障患者能够获取人工智能医学影像相关信息与必要知识的前提下就人工智能医学影像辅助诊断获取患者知情同意,保证患者能够自主选择与决定开展、继续与终止诊疗过程。[1]

3.2.5　促进透明可信

　　人工智能医学影像的设计、研发与应用各环节都应该是透明与可信的。应有限度地对外提供人工智能医学影像算法的内部工作原理,包括人工智能系统的开发、训练和部署过程与适当披露相关活动以便管理部门审查与监督。应重点关切医患关系、医机关系、患机关系三对关系,通过增进医患互信,提升医生对人工智能医学影像的信任以及患者对人工智能医学

1　(1)参照《世界卫生组织卫生健康领域人工智能伦理与治理指南》:保护人类自主性:在卫生健康方面,这意味着人类自身应确保继续掌控医疗决策过程和对医疗系统的控制;隐私和保密应受到保护,患者必须通过适当的数据保护法律框架被给予有效的知情同意权。
　　(2)参照《蒙特利尔宣言》:人工智能必须在尊重人民自治的同时加以发展和使用,其目标是加强人民对其生活和环境的控制。
　　(3)参照《可信任人工智能伦理指南》:尊重人的自主性。与人工智能互动的人类必须能够充分坚持自己的决定,并参与民主进程。人工智能系统不应该不合理地从属、胁迫、欺骗、操纵人类。相反,人工智能系统的设计应该以增强、补充人类的认知、社会和文化技能为目的。人类与人工智能系统之间的功能分配应遵循以人为中心的设计原则,这意味着在人工智能系统的工作过程中要确保人类扮演监督其工作的角色。人工智能系统也可能从根本上改变工作领域,但是它应该在工作环境中支持人类,并致力于创造有意义的工作。

影像的信任,促进人工智能医学影像的顺利落地和可靠应用。

3.2.6　强化责任担当

明确人工智能医学影像在设计、开发、应用各环节的责任主体、责任划分以及归责原则的适用范围。应将人类作为诊疗结果的最终责任主体,不回避责任审查,不逃避应负责任。人工智能医学影像的研发者、使用者及其他相关方应增强责任意识,自觉遵守法律法规、标准规范和伦理道德,避免技术的滥用、误用与恶用。应建立健全问责机制,明确相关方的责任归属,强调权责一致,促进人工智能的负责任研发与应用。[1]

---

1 (1) 参照《新一代人工智能伦理规范》:强化责任担当。坚持人类是最终责任主体,明确利益相关者的责任,全面增强责任意识,在人工智能全生命周期各环节自省自律,建立人工智能问责机制,不回避责任审查,不逃避应负责任。

(2) 参照《新一代人工智能伦理规范》:提倡善意使用。避免误用滥用。禁止违规恶用。

(3) 参照《新一代人工智能治理原则》:共担责任。人工智能研发者、使用者及其他相关方应具有高度的社会责任感和自律意识,严格遵守法律法规、伦理道德和标准规范。建立人工智能问责机制,明确研发者、使用者和受用者等的责任。人工智能应用过程中应确保人类知情权,告知可能产生的风险和影响。防范利用人工智能进行非法活动。

第四章
人工智能医学影像的
应用场景与流程概述

4.1 科研场景活动的定义及流程概述

4.1.1 定义

人工智能医学影像科研活动一般是指利用人工智能技术以研发先进医学影像技术或者应用人工智能医学影像技术促进公共健康的科学研究活动。结合《涉及人的生命科学和医学研究伦理审查办法》中的"涉及人的生物医学研究"分类[1]，延伸至人工智能医学影像领域，科研活动亦可分为以下三种：

---

[1] 参照《涉及人的生命科学和医学研究伦理审查办法》中"涉及人的生命科学和医学研究"是指以人为受试者或者使用人（统称研究参与者）的生物样本、信息数据（包括健康记录、行为等）开展的以下研究活动，分类包括：

（一）采用物理学、化学、生物学、中医药学等方法对人的生殖、生长、发育、衰老等进行研究的活动；

（二）采用物理学、化学、生物学、中医药学、心理学等方法对人的生理、心理行为、病理现象、疾病病因和发病机制，以及疾病的预防、诊断、治疗和康复等进行研究的活动；

（三）采用新技术或者新产品在人体上进行试验研究的活动；

（四）采用流行病学、社会学、心理学等方法收集、记录、使用、报告或者储存有关人的涉及生命科学和医学问题的生物样本、信息数据（包括健康记录、行为等）等科学研究资料的活动。

一是涉及人工智能医学影像技术的基础研究,即以对人的生理、心理行为、病理现象、疾病病因和发病机制以及疾病的预防、诊断、治疗和康复为研究目的,涉及应用"人工智能医学影像技术"或者研发"人工智能医学影像技术"以及相关系统、产品等科研活动。

二是涉及人工智能医学影像技术的临床试验,即采用涉及人工智能医学影像的新技术、新系统、新产品在人体进行研究性试验的活动。

三是涉及人工智能医学影像技术的数据、资料研究,即采用科学方法收集、记录、使用、报告或者储存人工智能医学影像数据科学研究资料的活动,构建人工智能医学影像数据库及数据预测模型。

结合具体实践情况,人工智能医学影像科研活动可以分为以下两类:

一是基础研究导向类活动,即主要以基础理论为主要研究目的,由研究者或者研究团队为解决临床医学问题,推进临床医学理论发展而开展涉及人工智能医学影像的科研活动;

二是应用导向类活动,即主要以产品开发为主要研究目的,研究者或者研究团队为研发能够实际应用于临床诊疗的涉及人工智能医学影像技术的产品而开展的科研活动;目前,大部分情况下,这类研究以医院、人工智能医学影像公司联合开展研究为主,在产品原型趋于成熟稳定后,人工智能医学影像公司联合医院,按照相关政策规定,开展临床试验,达到标准后完成产品审评审批、注册上市的法定程序。

4.1.2　流程概述

从全流程视角看,人工智能医学影像科研活动主要分为三阶段(如图4-1):

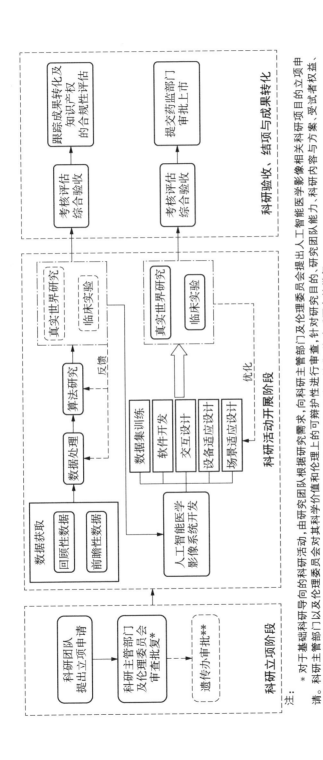

图 4-1　人工智能医学影像科研活动的一般流程

注：

* 对于基础科研导向的科研活动，由研究团队根据研究需求，向科研主管部门及伦理委员会提出人工智能医学影像相关科研项目的立项申请。科研主管部门以及伦理委员会对其科学价值进行审查，针对研究目的、研究内容及能力、研究团队能力、受试者权益、预期科研成果，价值意义及风险等方面进行审查，予以批准、不批准、修改后批准、修改后再审后审批的批复。当涉及利用我国人类遗传资源开展国际合作的临床试验时，需要提交中国人类遗传资源管理办公室进行审批。

** 对于产品研发导向的科研活动，当涉及利用我国人类遗传资源导向的科研研发等导向科研活动进行审批。

第一阶段为科研立项阶段。这一阶段的主要内容是研究团队根据研究计划，向科研主管部门及伦理委员会提出涉及人工智能医学影像技术的相关科研项目的立项申请。科研主管部门以及伦理委员会对其科学价值和伦理上的可辩护性进行审查，针对研究目的、研究团队能力、研究内容与方案、受试者权益、预期研究成果、价值以及风险、伦理合规[1]等方面进行审查，予以批准、不批准、修改后批准、修改后再审的批复。此外，当涉及利用我国人类遗传资源开展国际合作的临床试验时，需要提交中国人类遗传资源管理办公室进行审批。

第二阶段为科研活动开展阶段。基础科研导向的人工智能医学影像科研活动在开展阶段大致分为数据获取、数据处理、算法研究、真实世界研究、临床试验等步骤，其中数据获取包括回顾性数据和前瞻性数据，同时根据临床试验和真实世界研究情况，对数据处理和算法研究过程予以反馈。产品研发导向的人工智能医学影像科研活动一般是在基础科研导向研究

---

1 参照《涉及人的临床研究伦理审查委员会建设指南（2020 版）》：
   所有临床研究项目在开展之前须经伦理审查委员会对其科学价值和伦理学上可辩护性进行审查，获得伦理审查委员会批准后方可实施。伦理审查委员会在临床研究实施过程中根据需要对项目作进一步的跟踪复审，监督研究过程。
   伦理审查委员会审查内容：对于临床研究项目，伦理审查主要包括以下内容：
   1. 研究者的资格、经验是否符合临床研究的要求；
   2. 研究方案是否符合科学性和伦理原则的要求；
   3. 受试者可能遭受的风险程度与研究预期的受益相比是否合理；
   4. 在获取知情同意过程中，向受试者或其法定监护人提供的有关信息资料是否完整通俗易懂，获得知情同意的方法是否适当；
   5. 对受试者的信息和资料是否采取了保密措施；
   6. 受试者入选和排除的指南是否合适和公平；
   7. 是否向受试者明确告知他们应该享有的权利，包括在研究过程中他们可以随时退出研究而无须理由，且不因此而受到不公平对待的权利；
   8. 受试者是否因参加研究而获得合理补偿，如因参加研究而受到损害甚至死亡时，给予的治疗以及赔偿措施是否合适；
   9. 研究人员中是否有专人负责处理与知情同意获得过程和受试者安全相关的问题；
   10. 对受试者在研究中可能承受的风险是否采取最小化的措施；
   11. 研究人员与受试者之间是否存在可能会影响研究人员专业判断的利益冲突。

上完成人工智能医学影像技术系统的开发,包括数据集训练、软件开发、交互设计、设备适应性设计、场景适应性设计等,再结合临床试验和真实世界研究情况对上述过程进行优化。在此阶段,伦理委员会应按照相关要求对科研项目进行跟踪评估审查。

第三阶段为科研验收、结项与成果转化阶段。该阶段的主要内容是核查科研项目计划规定范围内各项工作和活动完成情况以及过程合规情况,交付成果是否符合考核指标及取得经济社会效益情况、科技人才培养、队伍建设、组织管理情况,并将核查结果记录在验收文件中。值得注意的是,结项时,伦理委员会亦需按照伦理相关规范对项目成果以及影像数据进行伦理审查。在提交项目结题材料时,项目负责人应出具经过相应的伦理委员会审查的证明。与此同时,基础研究导向的研究如后续进行成果转换等活动,仍需要对可进行转化的科研成果持续跟踪。对于产品研发导向的科研活动,还需要将完成临床试验测试的人工智能医学影像产品提交药品监督管理部门,进入医疗器械审批上市流程。

4.2　临床场景活动的定义及流程概述

人工智能医学影像临床活动的一般流程包括临床准入、人工智能辅助诊断、术中辅助、出具与解读报告、数据管理和日常运维等环节。基于每个步骤蕴含的主要风险,相关利益主体需要遵循相应的伦理原则,最大限度地降低乃至规避风险。根据我国《医疗器械监督管理条例》《医疗器械分类目录》和相关分类、注册、生产与销售条例,人工智能医学影像诊断技术被界定为三类医疗器械,其诊断结果仅能作为决策参考,最终诊断必须由具备资质的临床医师确定。

从全流程视角来看,当前阶段人工智能医学影像临床活动的一般流程包括临床准入阶段、辅助诊疗阶段、出具与解读报告阶段以及数据管理和日常运维(如图 4-2)。

第一阶段为临床准入:相关部门对人工智能医学影像技术进行系统的医学科学分析与评价,对技术的基本情况、临床应用的必要性与可行性、预期应用效果等问题进行充分论证,最终颁布准允其进入临床应用的许

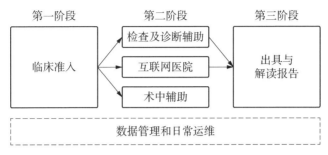

图 4‐2　人工智能医学影像临床活动一般流程

可证。

　　第二阶段为人工智能辅助诊疗：人工智能医学影像系统依托海量医学影像数据，通过影像分类、目标检测、图像检索等方式，寻找录入病状与已确诊病历的匹配性，为医生诊疗提供辅助支持。主要场景有三类，一是应用于普通门诊时，人工智能医学影像系统能够对医学影像进行检测、识别、筛查与分析，提升门诊医生读图、识图效率，帮助医生判断疾病的种类与程度。二是应用于相关手术时，医学影像系统能扩大手术视野，提供高清影像，能对手术部位进行实时监测，减小盲区、提示可疑病灶、及时放大可能存在问题的扫描区域。三是人工智能医学影像系统通过互联网医院或第三方人工智能医学影像平台提供常见病影像学诊断或疾病筛查服务。目前人工智能医学影像系统在此类场景中应用不多，但是未来随着互联网医院、线上问诊等就医模式普及和发展，人工智能医学影像系统在互联网医疗的应用会更加深入和广泛。

　　第三阶段为出具与解读报告：人工智能医学影像系统出具检测报告后，影像科医生与主治医生须对报告进行解读，向患者告知人工智能医学影像系统在诊断中的实际运用，以患者可理解的语言向其解释报告的内容。

除此之外,相关活动还包括人工智能医学影像系统的数据管理和日常运维。须对数据储存、转移、销毁进行合规处理,适当调整 HITC[1]、HIC[2] 环境的适应性等。

---

1 即 Highway Information Terminal Circulate,高速公路信息终端。
2 即 Hybrid Integrated Circuit,混合集成电路。

4.3 教学场景活动的定义及流程概述

　　人工智能医学影像技术相关的教育教学活动要充分体现医学和人工智能科学交叉融合这一鲜明的时代特色、学科特点、行业特质，大力充实"新工科""新医科"诸多教学新要素，为促进医疗健康发展与行业升级夯实人才基础。

　　人工智能医学影像技术在教育教学场景中的应用可以分为两个层次：一是以人工智能医学影像为主要内容的相关教育教学活动；二是利用人工智能医学影像作为辅助工具进行的医学教育教学活动。

　　以人工智能医学影像为主要内容的相关教育教学活动。这一教育教学活动与以往影像医学课程的区别主要在于教学内容的差异。在教育教学活动中将人工智能医学影像作为一种新兴的医学影像技术，将其原理、操作方法、判断方式等内容教授给学生。这其中包括了解并学习人工智能医学影像技术的原理、作用方式以及可靠性，以及进行人工智能医学影像相关的实习实践等，其目的是帮助医学生在未来的研究和临床中更好地使用人工智能医学影像技术。

利用人工智能医学影像作为辅助工具进行的教育教学活动。人工智能医学影像作为工具用以辅助教育教学活动,包括但不限于使用人工智能技术自主生成的医学影像进行教学或帮助学生自主学习、通过人工智能医学影像技术提高教师的教学效率、通过人工智能医学影像技术进行考核或审阅作业、在临床实习中引入人工智能医学影像技术或工具辅助实践等。

从全流程视角来看,人工智能医学影像技术在教育教学场景中的应用主要分为以下阶段(如图4-3):(1)课程制定;(2)课堂教学和课后考核;(3)临床实习和实习后考核。

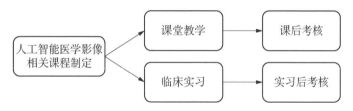

图4-3　人工智能医学影像教学活动的一般流程

第五章
科研场景活动伦理指引

5.1 伦理分析

人工智能医学影像科研活动的伦理风险分析是基于全流程视角,通过对所涉及的活动主体、关键要素以及相关科研活动交互进行全流程建构,梳理出流程中的关键节点,分析其潜在伦理风险。

5.1.1 科研立项阶段

科研立项阶段主要涉及的活动主体:研究团队、科研主管部门以及伦理委员会。

关键要素:研究计划与研究方案。

主要活动:一是研究团队对研究项目的设计活动,二是科研主管和伦理委员会对研究项目的审查活动。

在此阶段应当注意以下两类风险:

（1）临床意义不高

《涉及人的临床研究伦理审查委员会建设指南（2020 版）》中强调临床研究应重视解决尚未满足的医疗和公众健康需求的健康问题，其社会使命是预防及减轻人类因疾病和损伤造成的痛苦。人工智能医学影像科研活动应始终以解决医疗问题、推动医学进步、增进患者福祉、提升公共健康水平为目标。在一部分人工智能医学影像研究项目中，研究虽然设定了临床目标，但是在目标分解与任务分配时，技术团队遵循单一技术和工程思维倾向，未能紧密结合临床实际，将临床问题简单分解为技术子目标、子任务造成人工智能医学影像技术研发、优化不能与现实的医学目标紧密结合，从而造成研究成果并不具有较高的临床意义。

（2）无法充分进行事前伦理审查

人工智能医学影像研究方兴未艾，目前尚未形成成熟的研究范式。研究团队在撰写项目研究计划时，没有对人工智能医学影像的作用机制提供清晰的因果解释，导致伦理委员会无法充分理解研究逻辑和清楚判断潜在风险，从而无法充分进行事前伦理审查。此外，人工智能医学影像临床经验的缺乏、技术与医疗场景交互的复杂性强化了临床上伦理风险的不确定性。

前沿研究动态 1：人工智能医学影像的临床意义转向

2020 年马萨诸塞州总医院研究团队的一篇文章指出，人工智能医学影像诊断是一项非常有前途的技术，但目前该技术过于专注提高检测的准确性、灵敏度和特异性，而忽视其他对病人重要的具有临床意义的指标。研究指出，当前的人工智能医学影像研究越来越关注提高模型的性能，以便适应广泛的临床情况，但这种做法忽略了病变的类型和生物侵袭性，这可能会导致人工智能的表现不佳。人工智能在临床医学中的兴起和传播将提高我们的诊断准确率。然而,除非人工智能算法经过训练,能够区分良性异常和临床上有意义的无意义病变,否则更好的成像灵敏度可能会以假阳性增加为代价,以及人工智能发现与结果无关的复杂场景。为了促进人工智能在医学图像解释中的研究,评估对临床有意义的终点的影响以提高适用性并允许有效部署到临床实践中是至关重要的。研究建议使用非以患者为中心的放射学和病理学终点可能会提高估计的敏感性,但由于识别可能反映亚临床或惰性疾病的微小变化,会增加假阳性和过度诊断。该研究以自身免疫性心肌炎、主动脉狭窄与癌症检测和表征为例,呼吁通过持续选择具有临床意义的点,如生存率、症状和治疗需求,来完善人工智能成像研究。[1]

另一方面,目前针对人工智能医学影像的规制性政策、伦理规范以及伦理审查机制尚不完善。依据现有规范制度,伦理委员会无法充分进行事前伦理审查。与此同时,一般具有医学背景的伦理审查委员会成员尚缺乏或不具备人工智能算法及相关技术专业知识,无法充分进行事前伦理审查。

5.1.2 科研活动开展阶段

科研活动开展阶段主要涉及的活动主体:科研主管部门、伦理委员会、研究团队以及临床受试者。

关键要素:数据、算法和模型。

---

1 OREN O, GERSH B J, BHATT D L. Artificial Intelligence in Medical Imaging: Switching from Radiographic Pathological Data to Clinically Meaningful Endpoints [J]. The Lancet Digital Health, 2020,2(9):e486 - e488.

主要活动：一是研究团队开展项目研究活动，一般包括数据采集、数据处理、算法训练、临床试验等。二是科研主管和伦理委员会对研究项目的过程性审查活动。

在科研活动开展阶段，人工智能医学影像研究领域比较突出的风险主要是围绕"数据""算法""受试者"的相关风险：

5.1.2.1　与数据相关的伦理风险

目前获取人工智能医学影像数据主要有三个途径，一是国内外开放的公共数据集，二是与医疗机构合作获得数据，三是部分研究会涉及网络爬取或其它方式获取的大数据。经过调研梳理，目前，人工智能医学影像在科研活动开展阶段与数据相关的风险主要包括：

（1）违背知情同意原则

知情同意制度是保护个人自主权利的重要措施之一。我国《新一代人工智能伦理规范》强调要"充分尊重个人信息知情、同意等权利，依照合法、正当、必要和诚信原则处理个人信息，保障个人隐私与数据安全，不得损害个人合法数据权益，不得以窃取、篡改、泄露等方式非法收集利用个人信息，不得侵害个人隐私权"。

在涉及人工智能医学影像的科研活动中，研究团队在采集一手数据时，没有完全遵循知情同意原则：例如未能及时向数据所有者/提供者告知、清楚解释或刻意隐瞒数据采集目的、使用过程及相关保密措施等，均是对个人的自主权利的侵犯。

然而，在基于多模态、大样本的人工智能医学影像研究中，生物医学大数据的巨大规模体量和复杂性，可能使得我们：（1）无法回溯数据所有者/提供者；（2）无法清楚描述个人数据的所有用途，特别是长期用途，从而无法向其补充说明数据的新用途并重新向其征求知情同意。

（2）隐私泄露风险

隐私数据泄露风险大部分是数据缺乏规范性管理导致的。在数据采集阶段，研究团队在采集一手数据时，采集超过研究所必需的数据数量与数据内容，导致过分采集相关数据，增加隐私泄露风险。在数据处理阶段，未能充分进行脱敏处理，并在数据转移、存储、销毁过程中，脱敏不充分、数据管理不完善，导致数据被有意或无意泄露，侵犯了患者个人隐私权利。在科研活动的合作过程中，医疗数据的共享可能导致数据经历环节增多，流通范围扩大，加剧隐私泄露风险，尤其是开展跨国合作时，数据的跨境流通很可能会导致具备我国人群特征的重要数据与敏感信息泄露，潜在造成国家和公共健康安全风险。

风险案例 1：梅奥医学中心的共享数据争议（Reference）

美国知名医疗机构梅奥医学中心（Mayo Clinic）与 16 家医疗科技公司签署合作协议，协议内容是医疗科技公司为梅奥医学中心提供一定资金支持，医学中心则为公司提供有关数字产品和服务商业化的重要咨询建议。然而调查发现，梅奥医学中心存在与部分公司共享患者健康数据的情况，且持有上述公司的股权，利益关系较为复杂。这里存在至少两个伦理问题，一是未经患者同意甚至未通知患者就共享其健康数据，严重侵犯了患者自主权；二是梅奥医学中心因其持有医疗科技公司的股权而与患者的利益产生分歧，这里以商业营利为目的的医疗公司和以生命健康为目的的患者之间产生了利益冲突，梅奥医学中心有责任避免此类利益冲突的产生。[1]

---

[1] https://www.statnews.com/2020/06103/mayo-clinic-patient-dati-fuels-artifical-intelligence-consent-concerns/

风险案例2:纪念斯隆-凯特琳癌症中心对数据的不当使用

2018年的一项调查发现,美国纪念斯隆-凯特琳癌症中心的董事会成员和高级管理人员成立或投资了一家人工智能初创公司,并出于公司利益使用了医院在长达60年间积累的2500万患者的病理学研究数据,这一行为既没有公开招标,也没有考虑是否应该共享数据。此举是对患者隐私权、知情同意权等自主权利的严重侵犯,造成了一定的负面社会影响,引发多名患者、医生和科学家的质疑和反对。

上述案例[1]虽未说明医疗机构与科技公司之间项目合内容是否涉及人工智能医学影像的研发,但是对于各医疗机构与科技公司合作中医疗影像数据共享有很好的警示作用,如何在健康大数据研究范式下保障患者知情同意权益是该领域面临的一大挑战。

风险案例3:我国医学影像数据出境情况与风险

根据2021年7月24日,国家互联网应急中心(CNCERT)发布《2020年中国互联网网络安全报告》[2]显示:2020年,共发现境内医学影像数据通过网络出境497万余次,按月度统计情况如图5-1所示。涉及境内3347个IP地址,IP地址按应用场景类型占比情况如图5-2所示,其中58.6%属于数据中心。此外,2020年共发现我国未脱敏医学影像数据出境近40万次,占出境总次数的7.9%,而医学影像文件在未脱敏的情况下包含大量患者个人信息,这无疑造成了对患者隐私权构成了侵犯。

---

1 World Health Organization. Ethics and Governance of Artificial Intelligence for Health [EB/OL]. (2021 - 07 - 28) [2021 - 12 - 27]. https://www.who.int/publications/i/item/9789240029200. Page:89 - 90.

2 国家互联网应急中心. (2021 - 07 - 20) [2022 - 06 - 25]. http://www.cac.gov.cn/2021 - 07/21/c-1628454189500041.htm? ivk_sa=1024320a.

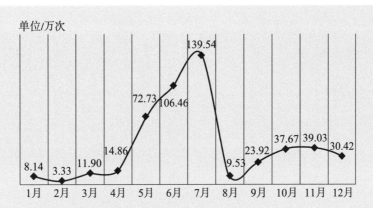

图 5 - 1 2020 年我国医学影像数据出境次数按月度统计(来源:CNCERT/CC)

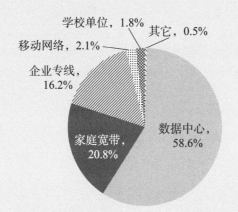

图 5 - 2 2020 年我国出境医学影像数据境内 IP 地址数量按应用场景类型占比情况
(来源:CNCERT/CC)

此外,图 5 - 3 显示了 2020 年接收我国医学影像数据的 IP 地址数量排名 TOP10 的国家,可以看出 2020 年我国医学影像数据流向境外共计 128 个国家和地区,涉及境外 IP 地址近 4.7 万个,其中美国 IP 地址数量 1.3 万余个,约占 28.1%。图 5 - 4 为 2020 年接收我国医学影像数据次数排名 TOP10 的国家,其中流向新加坡 166.4 万余次,占出境总次数的 33.5%,排名 TOP10 的国家占出境总次数的 87.9%。

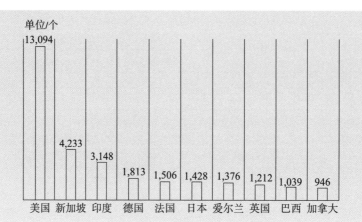

图 5 - 3　2020 年接收我国医学影像数据的 IP 地址数量排名 TOP10 的国家
（来源：CNCERT/CC）

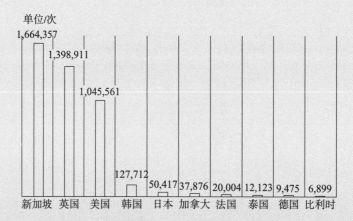

图 5 - 4　2020 年接收我国医学影像数据次数排名 TOP10 的国家（来源：CNCERT/CC）

　　综上所述，目前我国医学影像流出境外的数量庞大，一但数据清洗、脱敏没有彻底，不仅会对患者个体权利侵犯，也严重危害到国家安全。各机构部门应当秉持总体国家安全观，严格管控医学影像数据的流入与流出，避免大量包含个人信息的医学影像资料流出海外。

　　（3）数据驱动造成的歧视

　　数据驱动造成的歧视是指由于原始训练数据（"投喂数据"）存在偏见性，从而导致算法执行时将歧视带入决策过程。例如，由于过去真实世界中原本存在或持续存在的偏见蕴藏在数据样本中,致使算法训练过程中样本偏差被复制甚至扩大,潜在导致技术的临床有效性、医疗公平性等风险。

a. **训练数据的代表性不足**。数据具有的代表性不足是指训练所使用的数据值与取样对象或取样总体的实际情况的符合程度不能完全吻合。这可能是由于数据规模过小,样本缺乏多样性,导致后期算法训练存在偏差,容易造成算法泛化能力弱,重复性和再现性差。

例如国际开放二手数据集是目前我国人工智能医学影像研发训练数据的重要来源,但在使用国外数据集时,不同地区人群的差异性可能导致经由国外数据训练的人工智能医学影像产品对我国患者不适用的情况。

b. **数据采集专业性不足**。数据在采集过程中缺乏专业性,或者在一些开放二手数据集中,由于数据库设计和建设缺乏专业性,或者设备型号不匹配,影像数据不完整、不清晰等原因,导致数据集数字化成像质量无法保障,从而使得后期算法训练受到影响。

c. **数据标注缺乏专业性及统一标准**。影像数据的标注能力是决定人工智能医学影像模型质量高低的关键。目前人工智能医学影像数据标注主要存在以下问题:其一是对医学影像的认识不统一,如肺结节图像标注磨玻璃结节和实性结节的区分、结节边界的确定存在差异。其二是标注的方法,如区域标注法和紧密包裹法标注差别很大,不同标注方法会影响输出结果。其三是量化的方法,如大小的测量采用测平均直径、测体积等不同方法,也会造成结果差异。[1]

目前数据标注人员不具备相关医学专业资质,导致数据标注的准确

---

1 萧毅,刘士远.肺结节影像人工智能技术现状与思考[J].肿瘤影像学,2018,27(04):249—252.
DOI:10.19732/j.cnki.1008－617X.2018.04.001.

性、专业性不足是目前研发挑战之一。

5.1.2.2 算法相关风险

（1）可解释性及鲁棒性不足

深度学习[1]是人工智能机器学习领域重要方法，目前被认为是人工智能医学影像研究主要路径之一。目前，深度学习在医学图像配准领域的研究主要是采用有监督或者无监督的深度学习模型进行配准。

基于有监督学习的配准在进行网络训练时，需要提供与配准相对应的真实变形场，其配准框架如图5－5、图5－6所示。在有监督学习的医学图像配准中，变形场的标签可以通过以下两种方式获得：一种是将经典配准算法获得的变形场作为标签；另一种是对目标图像进行模拟形变，将形变参数作为真实标签，将形变图像作为待配准图像。

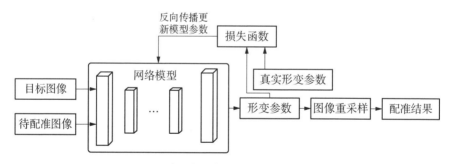

图5－5　有监督深度学习医学图像配准框架

1　深度学习是一类模式分析方法的统称，就具体研究内容而言，主要涉及三类方法：
（1）基于卷积运算的神经网络系统，即卷积神经网络（CNN）。
（2）基于多层神经元的自编码神经网络，包括自编码（Auto encoder）以及近年来受到广泛关注的稀疏编码两类（Sparse Coding）。
（3）以多层自编码神经网络的方式进行预训练，进而结合鉴别信息进一步优化神经网络权值的深度置信网络（DBN）。
通过多层处理，逐渐将初始的"低层"特征表示转化为"高层"特征表示后，用"简单模型"即可完成复杂的分类等学习任务。由此可将深度学习理解为进行"特征学习"（feature learning）或"表示学习"（representation learning）。

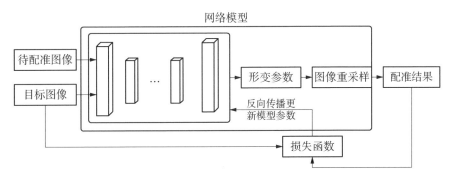

图 5-6　有监督深度学习医学图像配准框架

尽管深度学习方法有着比较完备的统计学原理,但对于给定任务的知识表征学习尚缺乏明确解释,使得对人工智能医学影像作用机制缺乏理论支持,从而无法保障其临床应用结果的鲁棒性,同时也加大了算法缺陷的识别难度。[1]

(2)可追溯性、可审计性不足

研究团队在进行算法研究过程中,没有对研究过程进行充分的跟踪记录、建档管理,导致研究过程以及研究成果的可追溯性、可审计性存在不足,致使相关问题发生时难以查明原因。

(3)研究团队存在主观偏见

除了数据驱动造成的算法偏见问题,算法概念化的框架本身包含了研究团队的主观假设。人工智能开发者或显性或隐性的主观认知偏差导致数据分类或算法设计不符合伦理道德考量,导致数据分类或算法设计不符合伦理价值,从而加剧研究过程以及研究成果的伦理风险。

5.1.2.3　受试者相关风险

受试者相关风险主要存在于临床试验阶段,主要包括知情同意、生理

1　王丽会,秦永彬.深度学习在医学影像中的研究进展及发展趋势[J].大数据,2020,6(06):83—104.

风险、心理风险、经济风险和社会风险几个方面：

（1）知情同意风险

研究团队在进行涉及人工智能医学影像的临床试验前，未取得受试者的知情同意。

（2）生理风险

研究团队在进行涉及人工智能医学影像的临床试验的过程中，因试验设计、环境、操作、交互等方面存在缺陷，导致受试者在临床试验中受到身体损伤，甚至造成医疗事故。

（3）心理风险

研究团队在进行涉及人工智能医学影像的临床试验的过程中，没有与受试者进行良好沟通或必要的心理建设，致使患者承担巨大的心理压力，甚至造成心理创伤。

（4）经济风险

研究团队在进行涉及人工智能医学影像的临床试验前，未在受试者协议中就试验风险、受试者回报以及事故赔偿等进行清楚描述，导致受试者与研究团队产生权责纠纷，造成受试者的人身安全及财产损失。

（5）社会风险

研究团队在进行涉及人工智能医学影像的临床试验，没有做好受试者隐私保护，导致受试者隐私暴露，给受试者的工作生活造成消极影响。同时，一些具有伦理争议的临床试验被披露，引发舆情甚至可能演化成恶性舆论事件，造成广泛的社会影响，对受试者的工作生活带来极大困扰。

5.1.3　科研验收、结项与成果转化阶段

科研验收、结项与成果转化阶段主要涉及的活动主体：研究团队、科研主管部门以及伦理委员会。

关键要素：涉及人工智能医学影像的研究成果。

主要活动：研究团队向主管部门提交研究成果，伦理委员会以及科研主管部门进行审核评估。

在此阶段潜在的伦理风险主要在于：

（1）研究成果无法充分评估审查

在研究成果验收和伦理审查时，人工智能医学影像的复杂性和不确定性以及目前缺乏相匹配的审查机制和可借鉴的经验，导致目前尚不能对研究成果的社会影响（特别是长期影响）进行充分的伦理评估。

（2）知识产权归属存在争议

人工智能医学影像科研活动采取的研究组织形式、合作方式以及涉及的相关利益活动主体都与传统的科研活动有所不同，后期进行研究成果转化时在知识产权归属方面可能存在争议。

5.2 多主体职责与行动建议

人工智能医学影像科研活动应坚持强化责任担当原则，明确人工智能医学影像科研活动的责任主体、责任划分以及归责原则的适用。人工智能医学影像科研活动的权责划分应按照具体研究任务分配目的、涉及利益主体与规避风险来进行。

5.2.1 政府相关部门

医学影像是数据密集型技术，健康医疗大数据是其重要的发展基础。2016 年 6 月 24 日，国务院办公厅印发《关于促进和规范健康医疗大数据应用发展的指导意见》，首次将健康医疗大数据确定为重要的基础战略资源。目前，国家和地方都在布局相关数据平台建设，促进数据规范应用、统一数据标准、提高数据质量，推动数据广泛共享，推进 AI 医疗领域高质量发展。

实践案例1:英国国家医疗影像平台(NMIP) [1]

目前英国 NHS(National Health Service 英国国家医疗服务体系)成立了 NHS Lab,即 NHS 人工智能实验室,其中通过挖掘、整理英国 NHS 系统内已有的数据积累,构建国家级数据平台 NMIP 以支持人工智能赋能医学领域的研发。NMIP 重点工作内容主要包括:提供对高质量成像数据的访问规范性及便携性:例如为开发人员提供对 NHS 数据集的安全访问,以测试和验证他们的 AI 工具;确保创建的数据驱动技术是对患者最有益的解决方案;推进、支撑医院采购人工智能相关产品或服务生态构建提供有利环境。目前 AI imaging 已经开发并开放了国家新冠疫情胸腔影像数据集(NCCID:National COVID-19 Chest Imaging Database);包含来自英国各地医院患者的胸部 X 射线(CXR)、磁共振成像和计算机断层扫描图像。该数据库的创建是为了支持相关研究更好地了解 COVID-19 病毒,并能够开发针对 COVID-19 患者的有效治疗以及护理方案。

实践案例2:我国开始体系化建设国家级医学影像数据库

2022 年 7 月 5 日,国家卫生健康委能力建设和继续教育中心(以下简称"继续教育中心")发布《关于放射影像数据库建设项目课题立项评审结果公示的通知》,正式拉开影像数据库体系化建设的序幕。

放射影像数据库建设项目以国家卫生健康委能力建设和继续教育中心为主办单位,全面主导和统筹数据库的体系化建设,计划开展数据采集、数据处理、质量控制、科学研究、产品研发、技术转化、医学

---

1 NHS AI Lab. AI Imaging:What We Do [EB/OL]. (2022-10-04)[2021-12-27]. www. nhsx. nhs. uk/ai-lab/ai-lab-programmes/ai-in-imaging/ai-imaging-what-we-do/.

数据标准培训等关键数据库建设工作。

文件内容显示,第一批放射影像数据库建设项总计 13 项,包括心脑血管影像数据库、慢性肝病及原发性肝癌影像数据库、缺血性心脏病核医学多模态影像数据库、胃肠道疾病影像数据库、急诊影像数据库、慢性阻塞性肺疾病数据库等严重影响我国居民生命健康的重大疾病数据库,还有 8 项建设意向被列入储备库,有望在后续批次纳入建设之中。

本次影像数据库体系化建设对于病种的划分颗粒度更细腻,从数据库建设立项,到后续影像数据收集、标准、质控等环节中所涉及的各类标准也进行了明确的计划和要求。国家卫生健康委能力建设和继续教育中心组建了医工交叉团队,从基础到整个路径进行了筹备,包括多源异构数据纳入,多中心安全收集的技术保障,分布式架构的数据收集系统、通用和定制化标注平台的开发、专病数据库的技术路线,以及涉及到的安全等保、电子病历数据标准、openEHR 标准体系等,让技术为数据库铺路。此外,国内原创 AI 算法也会适时融合到建设过程中,服务于数据整理、图像提取、病灶重建、科研方向快速验证等场景。因此,整个进程会加速数据库技术和 AI 技术在放射影像领域的应用与突破。

政府相关部门在人工智能医学影像科研活动过程中的主要责任在于:

(建设目标)1.4.a 政府相关部门在推进数据库建设过程中应针对临床专业领域需求。数据库在权威性、科学性、规范性、多样性和动态性方面应有效支撑人工智能医疗器械产品的研究、注册等相关需求。遵从已有规范并补充完善相关数据库建库、样本数据入库、样本数据标注、样本数据使用、数据安全保护等方面的标准规范。

有关部门在数据库建设过程中，具体来说，在数据收集方面应注意：

（建设规范：数据采集）1.4.b（Ⅰ）政府相关部门在推进数据库建设过程中，应及时建立数据收集的标准，在合理的范围内尽可能收集有效数据。

一方面，数据收集方案应确保在临床研究、算法训练和测试数据集建设中目标患者群体的相关特征（例如，年龄、性别认同、性别、种族和民族）能得到充分体现，从而使研发成果可以合理地推广到利益相关人群。另一方面，应规定数据收集的范围，防止过量收集数据引发隐私泄露等伦理风险。

应重视罕见病或特例的疾病方面的数据，尽可能多地收集多模态的数据。

特别要注重构建真实世界数据集的建设，形成完善的真实世界数据采集、治理、共享、利用、安全保护等机制，制定真实世界数据支撑人工智能医学影像研究的综合方案。

（建设规范：数据标注）1.4.b（Ⅱ）政府相关部门在推进数据库建设过程中，在数据标准方面应建立数据标注操作规范，明确标注资源管理、标注过程质控、标注质量评估等要求。

（建设规范：数据标注）1.4.b（Ⅲ）政府相关部门在推进数据库建设过程中，在数据集成方面应重点关注异构数据源的不匹配问题，可采取分布式自治的方式进行数据处理，为采用联邦学习等方式进行人工智能医学影像研究活动提供条件。同时，元数据集建设应建立在元数据标准的基础上，通过统一的数据抽取、格式转换、重组、储存，实现对各系统数据的整合。

（建设规范：训练测试数据独立）1.4.b（Ⅳ）政府相关部门在推进数据库建设过程中，测试数据集应独立于训练数据集。

实践案例 3. 英国国家新冠肺炎胸部影像数据库(NCCID)的建立[1]

NCCID 由 NHS 人工智能实验室于 2020 年 5 月建立,旨在使用人工智能技术抗击新冠肺炎大流行。它汇集了来自 22 个 NHS 信托机构和健康委员会的 15000 多名患者的数据,以验证人工智能算法。NCCID 得到了皇家放射科医师学院的认可,旨在提供一个中央仓库,用于收集新冠肺炎诊断患者(通过逆转录聚合酶链反应[RT-PCR]检测)和对照组的胸部 X 光片、胸部计算机断层扫描[CTX]扫描和心脏磁共振图像。在数据收集的过程中研究者将他们的经验总结为下表:

	类别	未来数据收集可学习的经验
1	信息治理	数据治理流程必须明确和标准化,以减少 NHS 信托参与未来国家数据收集工作的障碍
2	数据库链接	与其他数据库的协作和链接提高了所收集数据的质量、完整性和覆盖率,增加了发现的机会
3	自动化	整合自动化对于实现大规模数据收集和减少医院工作人员的手动数据采集和负担至关重要
4	可信研究环境	建设能够以安全可靠的方式访问和分析数据的国家基础设施,促进研究和创新
5	验证数据集的可用性	创建大规模、高质量的验证数据集有助于加快新人工智能模型的上市速度
6	基金	确定支持 NHS 信托基金数据收集活动和基础设施工程的各种融资机制是任何国家计划可持续性的关键
7	患者和公众参与	咨询患者和更广泛的公众对于确保解决患者数据的使用和存储问题以及以安全、可靠和合乎道德的方式进行这项工作非常重要
8	利益分享模式	确定利益分享框架有助于确保 NHS 在地方一级受益,这可以激励其参与国家数据收集工作

---

1 CUSHNAN D, BERKA R, BERTOLLI O, et al. Towards Nationally Curated Data Archives for Clinical Radiology Image Analysis at Scale: Learnings from Mational Data Collection in Response to a Pandemic [J]. Digital Health, 2021,7. doi:10. 1177/20552076211048654.

行业共识/规范要点1:国家药监局器审中心制定《人工智能医疗器械注册审查指导原则》关于数据集构建有关规定如下:

基于标注数据库构建训练集(用于算法训练),调优集(人工智能领域称之为验证集[Validation set]。为避免与医疗器械领域所用术语验证[Verification],确认[Validation]相混淆,本指导原则将其改称为调优集。)(若有,用于算法超参数调优),测试集(用于算法性能评估),明确训练集、调优集、测试集的划分方法、划分依据、数据分配比例。训练集原则上需保证样本分布具有均衡性,测试集、调优集原则上需保证样本分布符合真实情况,训练集、调优集、测试集的样本应两两无交集并通过查重予以验证。

为解决样本分布不满足预期的问题,可对训练集、调优集小样本量数据进行扩增,原则上不得对测试集进行数据扩增,对抗测试除外。数据扩增需明确扩增的对象、范围、方式(离线、在线)、方法(如翻转、旋转、镜像、平移、缩放、滤波、生成对抗网络等)、倍数,在线扩增亦需予以记录,扩增需考虑数据偏倚的影响及风险,如部分数据扩增倍数过大、数据扩增倍数不均衡等。若采用生成对抗网络进行数据扩增,需明确算法基本信息以及算法选用依据。

数据经扩增后形成扩增数据库,需列表对比扩增数据库与标注数据库在样本量、样本分布(注明扩增倍数)等差异,以证实扩增数据库样本量的充分性以及样本分布的合理性。

(建设规范:训练测试数据独立)1.4.b(Ⅴ)政府相关部门在推进数据库建设过程中,要注重管理规范化,在数据全生命周期过程中(存储、销毁与转移)设立科学机制,促进数据广泛共享。

行业共识/规范要点2:国家药监局器审中心制定《人工智能医疗器械注册审查指导原则》关于第三方数据库建立要求如下:

第三方数据库可用于算法性能评估,但其类型、用途等情况各不相同,未必能够完全满足软件确认测试的要求。因此,使用第三方数据库进行软件确认测试,须评估其满足软件确认测试的充分性、适宜性和有效性。

可用于软件确认测试的第三方数据库即为测评数据库。测评数据库除满足数据库通用要求(如数据管理、网络安全与数据安全、可扩展性)外,还应满足以下专用要求。

1. 权威性:测评数据库的数据采集、数据标注及其质控工作由相应临床专业领域的权威机构(如国家临床医学研究中心等)负责,以保证数据准确性;标注人员、审核人员、仲裁人员需具备与其岗位职责相匹配的临床实践经验,以保证数据质量。

2. 科学性:测评数据库的数据样本均为临床真实数据,不得进行数据扩增;样本分布符合目标疾病流行病学特征情况,样本总量基于目标疾病流行病学统计指标、测试抽样误差控制要求,通过统计学计算予以确定;单次测试原则上根据测评数据库样本分布情况等比例随机抽取测试样本,且其样本量满足测试抽样误差控制要求。

3. 规范性:测评数据库的数据采集、数据脱敏、数据清洗、数据预处理、数据标注、数据更换、数据管理、数据安全保证、数据备份等数据治理活动以及测评活动均需建立质控程序文件,并满足可追溯性要求。

4. 多样性:测评数据库的样本需来源于多家、多地域、多层级的代表性临床机构以及多家、多种、多参数的代表性采集设备,以保证数据多样性能够满足算法泛化能力评估要求;若条件具备,测评数据库可包含适当比例的罕见或特殊的临床真实数据样本，以便开展压力测试深入评估算法泛化能力的极限。

5. 封闭性：测评数据库需封闭管理，样本总量需远大于单次测试样本量，测评活动亦需封闭管理，以保证算法性能评价的客观性、公正性、公平性。

6. 动态性：测评数据库需定期补充或更换一定比例的数据样本，以保证其具备持续的科学性、多样性和封闭性以及数据的时效性；数据补充或更换的频率、比例需有确定依据，并满足规范性要求。更换出库的数据样本由测评数据库责任方自行确定其处理方案。

基于测评数据库，利用数据扰动、生成对抗网络等技术，可衍生出对抗测评数据库。若条件具备，建议基于测评数据库建设对抗测评数据库，以全面深入评价算法性能。

注册申请人可依据上述专用要求对第三方数据库进行筛选，若第三方数据库能用作测评数据库（含对抗测评数据库，下同）则可用于软件确认测试，并在产品注册申报时按医疗器械主文档登记事项要求提交测评数据库评估材料。

公开数据库因不具备封闭性而不能用作测评数据库，但可用于算法性能评估，若用于算法训练需重新进行质量评估。使用公开数据库需根据其使用情况开展必要评估工作，并在注册申报资料中予以说明。

其他类型第三方数据库可参照测评数据库和公开数据库的要求予以使用，同时考虑其适用场景、数据质量评估、时效性等要求。

5.2.2　项目负责人与研究团队

在整个人工智能医学影像科研活动中,研究项目负责人应承担项目设计、开展、结项阶段的各项活动内容、进展以及造成相关影响的主体责任,重要的伦理责任包括但不限于:

项目管理与推进:1.1.a 项目负责人(Ⅰ)应确保人工智能医学影像科研活动(项目设计、研究开展以及成果产出)始终以"解决临床问题,增进患者福祉,提升公众健康"为目标;(Ⅱ)应当建立团队协作机制,以便及时沟通相关问题,保证多个子任务围绕总体科研目标协同进行;(Ⅲ)尽可能明确各个活动中潜在的伦理风险,特别需要对科研活动造成的长期潜在伦理风险保持敏感,在伦理风险产生的关键环节应积极考虑相应的解决方案,制定风险管理策略,提高团队成员伦理意识。

目前,大部分人工智能医学影像科研活动采用多学科交叉的研究范式,研究团队由临床医学、人工智能、医疗器械等多学科背景人员组成。具有不同学科背景的研究者的合作,一方面能够融合各自优势,推进创新;另一方面,也容易因认知、思维习惯等差异对协作产生一定的消极影响,甚至对研究的推进和目标达成造成潜在风险。

因此,研究项目负责人必须经常思考团队研究的相关内容是否始终围绕临床医学需求这一目标,团队成员在研究过程中认知是否一致。在研究过程中,要判断研究路径是否与临床目标发生偏离,如有偏离应及时修正。

与此同时,良好的团队协作机制是关键保障。项目负责人应在项目开展前,做好项目协作机制设计,帮助团队成员能够较为顺利地理解并转换其他学科的专业术语以及思维逻辑。在产生认知不一致或者意见分歧时,应积极帮助团队达成共识,注重合作氛围,保持团队成员能够充分相互尊重、开放对话与沟通。同时,可以制定研究进度管理机制,在关键节点鼓励团队进行研究小结与反思,及时总结好的经验,提出相关问题,进行小组协商,达成解决方案,持续优化与更迭未来的研究方案。

实践案例 4:《人工智能监管指南》与《数字医疗技术的证据标准框架(ESF)》[1];

2021 年 11 月 9 日,为增强英国人工智能医疗产品研发的临床价值,英国多机构咨询服务工作组(Multi-agency Advisory Service)发布《*AI Regulation guide*:*Using PICO to Generate Evidence for AI Development*》,以证据生成视角提出 PICO(Population、Intervention、Comparator、Outcomes,人口、干预、比较器和结果)框架,以指导英国人工智能医疗产品研发的定位。

这一指导文件由创新者、委员、临床医生、学者和其他利益相关者聚集在一起共同制定,旨在:

1. 向数字健康创新者提供有关 NHS 如何作出决策的建议,以及他们将为不同类型的数字健康技术提供的证据标准。

2. 通过提供他们应该期望看到的证据级别的框架,帮助 NHS 专员作出更明智和一致的决定。

---

1 NHS AI Lab. AI Regulation Guide:Using PICO to Generate Evidence for AI Development [EB/OL]. (2021‐11‐09)[2021‐12‐27]. https://transform.england.nhs.uk/ai-lab/explore-all-resources/develop-ai/ai-regulation-guide-using-pico-to-generate-evidence-for-ai-development/.

3. 通过使其更具活力和价值驱动,改进开发和调试数字健康技术的方法,重点是为患者提供真正的价值。

主要评估视角如下:

人群:能够清晰定位研发拟解决的问题的目标患者或受众群体?

干预:清晰描述所采用的干预方法以达到研发目标?

比较者:清晰描述研发拟采用的干预措施与哪些已有干预的进行比较?

结果:干预措施对患者的后果是什么? 对患者或者相关利益人的益处有哪些?

与此同时,英国国家卫生与临床优化研究所(National Institute for Health and Care Excellence,NICE)发布《*Evidence Standards Framework (ESF) for Digital Health Technologies*》指导相关研究更贴合临床以及市场需求:

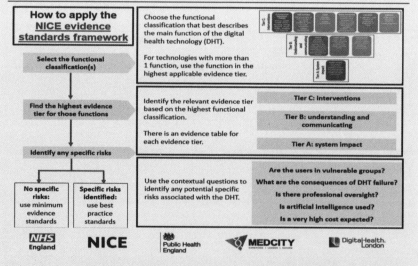

图 5-7   NICE evidence standards framework 流程图

前沿研究动态 2：多主体视角下机器学习技术应用于医疗健康领域的应用框架、适用范围和相关的指导原则

2019 年 8 月，美国密歇根大学、约翰霍普金斯大学等多学科研究团队在 Nature Medcine 上发表观点文章"Do no harm：a roadmap for responsible machine learning for health care"[1]。文章指出在医疗保健中的潜在影响值得真正的热情，但迄今为止在临床护理中的应用有限，这表明当前的许多策略远未达到最佳状态。目前的 ML 解决方案的开发是各自孤立进行的，然而成功的转化需要汇集许多学科的专业知识和利益相关者。过去的工作已经解决了数据分析挑战的特定方面，如从相关性中分离因果关系、识别数据中潜伏的偏见和规范预测性分析，研究团队通过多主体的视角提出了如何负责任地将机器学习技术应用于医疗健康领域的应用框架、适用范围和相关的指导原则。

文章将多主体分为知识专家、决策者以及用户三大主体，包括临床专家、机器学习专家、医院医生、病人等 13 个主体。提出了负责任使用机器学习的 7 大步骤：

1 关键问题遴选：临床相关性、数据合理性、合作、目标等

2 研究适用的解决方案：数据来源、地面真相调查等

3 伦理考量：伦理专家支持、偏见修正等

4/5 严谨评估与报告：模型可用性、感官预测、共享的模型与代码、失败的模型等

6 负责任的应用：预期表现、临床测试、安全培训

---

1 WIENS J, SARIA S, SENDAK M, et al. Do No Harm：A Roadmap for Responsible Machine Learning for Health Care [J]. Nature medicine，2019，25(9)：1337 - 1340.

7 上市应用：医疗器械、模型升级等。

Table 1 | Interdisciplinary teams may consist of stakeholders from different categories	
Stakeholder categories	**Examples**
Knowledge experts	• Clinical experts • ML researchers • Health information and technology experts • Implementation experts
Decision-makers	• Hospital administrators • Institutional leadership • Regulatory agencies • State and federal government
Users	• Nurses • Physicians • Laboratory technicians • Patients • Friends and family (framily)

图5-8　多个主体示例

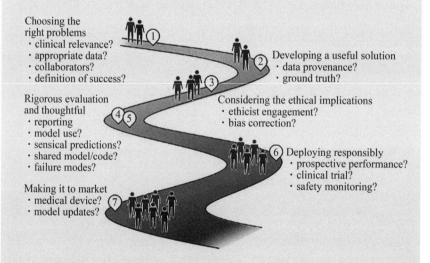

Choosing the right problems
· clinical relevance?
· appropriate data?
· collaborators?
· definition of success?

Developing a useful solution
· data provenance?
· ground truth?

Rigorous evaluation and thoughtful
· reporting
· model use?
· sensical predictions?
· shared model/code?
· failure modes?

Considering the ethical implications
· ethicist engagement?
· bias correction?

Deploying responsibly
· prospective performance?
· clinical trial?
· safety monitoring?

Making it to market
· medical device?
· model updates?

Fig.1|A roadmap for deploying effective MLsystems in health care.
By following these steps and engaging relevant stakeholders early in the process, many issues stemming from the complexity of adopting ML in practice can be successfully avoided.

图5-9　在医疗健康中部署有效机器学习系统的技术路线图

　　研究项目负责人应尽可能思考并向团队明确指出各个环节中潜在的伦理风险。一是要具备识别伦理风险的知识与经验，要能够深入科研活动细节,准确判断潜在造成伦理风险的关键因素与环节。二是要具备提出规避或者降低伦理风险的解决方案的能力。例如采用价值设计/价值嵌入等方式,将伦理道德融入人工智能医学影像技术研发全过程,促进公平、公正、和谐、安全,避免偏见、歧视、隐私和信息泄露等风险。同时研究项目负责人在开展项目前应制定风险管理策略,鼓励团队成员学习相关伦理知识,提升伦理意识,在团队中塑造伦理感知氛围。

项目多方合作:1.1.b 研究机构(团队)(Ⅰ)涉及境外机构或个人与国内医疗卫生机构合作的情况,应当向双方、多方合作机构的伦理委员会申请研究项目伦理审查,保证科研项目各项活动符合各自国家的伦理审查标准。对于产品研究导向的科研活动,当涉及利用我国人类遗传资源开展国际合作的临床试验时,需要提交中国人类遗传资源管理办公室进行审批。(Ⅱ)在与其他方合作时,应在合作协议中明确合作的各项事项,厘清各方权责利益,应明确在使用、管理以及后期人工智能商业用途中对数据的保护性措施,还需要注意在成果转化过程中的知识产权问题。

当前学界前沿研究也重点聚焦在提升人工智能系统的鲁棒性、可解释性、公平性以及隐私保护等方向,推进人工智能医学影像研究更加以人为本、合乎伦理。[1]

研究内容(数据性质):1.1.c(Ⅰ)研究团队严禁使用故意篡改或捏造的数据,谨慎使用算法生成的模拟数据。

研究内容(数据采集):1.1.c(Ⅱ)研究团队的数据样本采集与获取应遵循"最小必要"原则。

---

[1] 中国信息通信研究院.可信人工智能白皮书[M].上海:2021 世界人工智能大会,2021:12.中国信息通信研究院,京东探索研究院.可信人工智能白皮书[R/OL].http://www.caict.ac.cn/kxyj/qwfb/bps/202107/P020210709319866413974.pdf.2021 - 07 - 09/2022 - 11 - 04.

当需要采集一手科研数据时,应当根据关联度及必要性收集使用数据,收集标准为以能够达成研究目的所需的最小样本数量。收集个人信息的频率应是能够达成研究目的所需的最低频率,间接获取个人信息的数量应是能够达成研究目的所需的最少数量。应当避免重复多次或过度采集非必需的个人隐私信息。

研究内容(数据来源):1.1.c(Ⅲ)研究团队应当谨慎使用来自开源数据库(集)和国外数据库(集)的数据信息,建议使用来源清晰并能够被证实具有较好科学性的数据集。对于来自国外的数据应当充分考虑数据的地域特殊性和区别性。

研究内容(数据完整性与多样性):1.1.c(Ⅳ)研究团队应尽可能使用具有完整性与多样性的数据集,并注意保持数据集的整个生命周期内所有数据完整性、一致性和准确性。

研究团队应特别注意在数据合规基础上保证数据来源的多样性。一是充分考虑目标疾病的流行病学特征的多样性,应考虑疾病构成(如分型、分级、分期),人群分布(如健康志愿者/患者、性别、年龄、职业、地域、生活方式),统计指标(如发病率、患病率、治愈率、死亡率、生存率、烟酒史和家族遗传病史)等情况,以及目标疾病并发症与类似疾病的影响情况。二是重视少数群体数据对样本的贡献与特殊性,应在保证数据模型准确性的同时适当调整少数群体在模型中的权重以免其特殊性遭到忽略。

研究内容(数据脱敏):1.1.c(Ⅴ)研究团队在数据处理时应当注意科研数据的去标识化脱敏处理:医疗机构在收集个人信息后,应只保留相关医学信息,对于其他个人敏感信息应进行去标识化处理。医疗研究机构出于公共利益及开展统计或科学研究的必要,向人工智能医学影像技术研究团队或第三方共享人工智能医学影像研究数据时,对结果中所包含的个人信息应当进行脱敏处理以保证数据安全,保留有用信息的同时最大限度地避免通过数据信息追溯至个人(受试者)。

实践案例5:Dinerstein 诉谷歌与芝加哥大学案[1](Reference)

2017 年 5 月,谷歌与芝加哥大学医学院建立战略合作伙伴关系,目的是开发新的机器学习工具以实现更精确的医疗预测。在此合作过程中,芝加哥大学医学院与谷歌共享了数十万份"脱敏后"的患者记录。2019 年 6 月,芝加哥大学医学院的一名患者 Matt Dinerstein 代表记录被披露的所有患者对芝加哥大学和谷歌提起集体诉讼。他向被告提出了几项索赔,指控其违反了《美国健康保险可携带性和责任法案》(US Health Insurance Portability and Accountability Act)。原告主张,根据被告在 2018 年发表的一篇文章,共享数据包括"自由文本医疗记录",说明被告对记录的匿名性保护不足,使患者的隐私受到威胁。原告声称,谷歌可以通过将记录与其他可用数据集(如谷歌地图上的地理位置数据)相结合从而重新识别患者。此外,原告声称,研究团队并未获得每位患者的明确同意,侵犯了数据主体隐私权益。

法院于 2020 年 9 月驳回了 Dinerstein 的诉讼,驳回的原因是原告未能证明该项数据共享造成损害。本案说明了数据共享相关诉讼的争议性,以及目前法律框架下缺乏对数据重新识别的监管,使得健康数据隐私未能受到充分保护。同时也说明了在当前法律框架下,当数据与第三方共享时,患者可能丧失对其个人医疗信息的控制。

研究内容(数据标注):1.1.c(Ⅵ)研究团队在数据处理与标注时应当

---

[1] https://news.bloomberglaw.com/privacy-and-data-security/google-university-of-chicago-face-revamped-health-privacy-suit.

注意确保数据标注的专业性。数据标注者应具备相关专业知识背景,参加相关培训并取得相应资质后方可参与数据标注工作。(Ⅶ)应有验证数据标注质量的应对方案。对于标注者资质、图像征象、图像标注方法、图像分割方法以及图像量化方法应建立并遵照统一标准。

行业共识/规范要点 3:《人工智能医疗器械注册审查指导原则》

为指导注册申请人建立人工智能医疗器械生存周期过程和准备人工智能医疗器械注册申报资料,同时规范人工智能医疗器械的技术审评要求,为人工智能医疗器械、质量管理软件的体系核查提供参考,2022 年 3 月 9 日,国家药监局器审中心(CMDE)发布了《人工智能医疗器械注册审查指导原则》(2022 年第 8 号)。

其中第 3 条关于数据采集、标准、整理要求如下:

数据收集基于合规性要求,主要考虑数据采集、数据整理、数据标注、数据集构建等活动的质控要求,以保证数据质量和算法训练效果。

1. 数据采集

数据采集需考虑采集设备、采集过程、数据脱敏等质控要求,并建立数据采集操作规范。数据采集亦可使用历史数据,需结合样本规模、采集难度等影响因素合理选择数据采集方式。若适用,数据采集需经伦理委员会批准。

采集设备质控包括采集设备的兼容性和采集特征等要求。兼容性基于数据生成方式(直接生成、间接生成)考虑采集设备的兼容性要求,如采集设备的名称、型号规格、制造商、性能指标等要求,若无需考虑兼容性要求详述理由并予以记录。采集特征考虑采集设备的采集方式(如常规成像、增强成像),采集协议(如 MRI 成像序列),采集参数

（如 CT 加载电压、加载电流、加载时间、层厚），采集精度（如分辨率、采样率）等要求。

采集过程质控包括人员管理、采集流程、采集质量评估等要求。人员管理考虑采集人员、审核人员的选拔（如职称、工作年限、工作经验、所在机构，若有国外人员则需明确其资质要求），培训（如培训材料、培训方案），考核（如方法、频次、指标、通过准则、一致性）等要求。采集流程考虑人员职责、采集步骤、结果审核等要求。采集质量评估考虑评估人员、评估方法、评估指标、通过准则等要求，并记录评估结果。

数据采集若使用历史数据，需列明采集设备及采集特征要求，并开展数据采集质量评估工作。

采集的数据应进行数据脱敏以保护患者隐私，数据脱敏需明确脱敏的类型（静态、动态），规则、方法以及脱敏内容的确定依据。

脱敏数据汇总形成原始数据库，不同模态的数据在原始数据库中需加以区分（下同）。原始数据库需考虑样本规模的充分性、样本多样性等问题。

2. 数据整理

数据整理基于原始数据库考虑数据清洗、数据预处理的质控要求。数据清洗需明确清洗的规则、方法、结果，数据预处理需明确处理的方法（如滤波、增强、重采样、尺寸裁剪、均一化等）、结果。数据整理所用软件工具（含脚本，下同）均需明确名称、型号规格、完整版本、制造商、运行环境，并进行软件确认。

数据经整理后形成基础数据库，需明确样本类型、样本量、样本分布等信息。样本类型以适用人群为单位可分为单一数据、数据序列（由多个单一数据组成,如结构序列、功能序列、时间序列)。样本量需考虑样本规模的充分性,明确样本总量及其确定依据。样本分布需考虑样本的科学性和合理性,依据适用人群、数据来源机构、采集设备、样本类型等因素明确疾病构成的数据分布情况。

3. 数据标注

数据标注作为有监督学习数据质控的关键环节,需建立数据标注操作规范,明确标注资源管理、标注过程质控、标注质量评估等要求。

标注资源管理包括人员管理和基础设施管理。人员管理考虑标注人员、审核人员和仲裁人员的选拔(如职称、工作年限、工作经验、所在机构,若有国外人员则需明确其资质要求),培训(如培训材料、培训方案),考核(如方法、频次、指标、通过准则、一致性)等要求。基础设施管理考虑标注场所(真实场所或模拟场所,模拟场所可根据产品实际情况调整模拟程度,详述调整理由并予以记录),标注环境条件(如空间、照明、温度、湿度、气压),标注软件(名称、型号规格、完整版本、制造商、运行环境、软件确认)等要求。

标注过程质控包括人员职责(如人员资质、人员数量、职责分工),标注规则(如临床指南、专家共识、专家评议、文献分析),标注流程(如标注对象、标注形式、标注轮次、标注步骤、结果审核),分歧处理(如仲裁人员、仲裁方式),可追溯性(如数据、操作)等要求。

标注质量评估包括评估人员、评估方法、评估指标、通过准则等要求,并记录评估结果。

数据经标注后形成标注数据库,样本类型可分为数据块(如图像区域、数据片段),单一数据(由多个数据块组成),数据序列(由多个单一数据组成）。标注数据库的样本量、样本分布等要求及风险考量与基础数据库相同。

数据标注可使用自动标注软件，但自动标注结果不得直接使用，应由标注人员审核后方可使用；同时，自动标注软件亦需明确名称、型号规格、完整版本、制造商、运行环境等信息，并进行软件确认。

行业共识/规范要点 4：《肝脏局灶性病变 CT 和 MRI 标注专家共识（2020）》

为促进肝脏人工智能科学研究的发展，提高肝脏疾病精准诊疗能力，中华医学会放射学分会医学影像大数据与人工智能工作委员会、腹部学组和磁共振学组联合对肝脏局灶性病变的标注提出初步指导意见，用于肝脏局灶性病变人工智能算法和产品的建立与验证。本共识从肝脏局灶性病变的分类、标注类型、标注原则等各个方面阐述专家组所达成的一致意见，旨在提高肝脏数据标注的质量，促进肝脏局灶性病变人工智能规范化研究的发展。

其相关内容，如下：

1. 标注数据要求：①研究设计方案获得伦理委员会批准，充分保障患者及数据安全性；②根据研究方案建立纳入标准和排除标准，纳入符合要求的患者数据，详细记录数据来源、设备型号、图像层厚、对比剂种类、扫描视野和矩阵等参数；③根据研究任务提供相应的检查数据（期相或序列），以 DICOM 格式保存，确保不出现缺层、错层等情况，不可对原始数据进行任何修改和编辑，不可进行有损压缩；④对原始 DICOM 格式数据进行脱敏，脱敏信息包括但不限于姓名、年龄、性别、医院信息等。

2. 标注平台要求：①满足基本的阅片功能，如放大、缩小、测量、调整窗宽窗位、MPR 等；②能满足标注任务类型的要求，如检测任务需要的矩形框、分割任务需要的病灶轮廓等；③能实现不同的标注流程需求，比如 2 次初标 1 次审核等；④标注导出格式优先选择一些公开格式，比如 Nifity、Json、Xml，目的是为了便于数据交换。

3. 标注数据质量评价：在充分利用已有数据资源的同时，需要对数据质量进行规范、严格把控。①图像质量评价：基于不同的研究目的和研究方案，对拟标注图像进行质量评价。②数据标准化：针对数据来源不一致、图像质量参差不齐等现象，可依据不同的科研需求和实际情况，选择不同的有针对性的图像标准化方案，如重采样、灰度值标准化等。

4. 标注人员资质要求：标注人员对标注质量起着决定性作用，建议由标注医师、审核医师和仲裁医师组成标注团队。根据研究目的和实际情况，亦可建立仅包含标注医师和审核医师的标注团队，仲裁医师仲裁工作可由审核医师代替完成。设立标注团队时推荐优先考虑有肝脏 CT 或 MRI 影像诊断经验的医师，具体要求为：①标注医师：至少 2 名，放射专业医师，同时具有 5 年及以上工作经验；②审核医师：至少 1 名，放射专业副主任医师及以上职称，同时具有 10 年及以上工作经验；③仲裁医师：不作强制要求，放射专业副主任医师及以上职称，同时具有 15 年及以上工作经验。对参与标注的医师的统一要求为接受培训及考核后知晓标注规范的要求，熟练掌握标注工具的操作。

行业共识/规范要点 5:《中枢神经系统肿瘤的 MRI 影像标注专家共识(2021 年)》

　　为了规范中枢神经系统肿瘤数据的标注,中国医师协会放射医师分会"互联网＋"医学影像专家委员会联合业内影像医学、计算机科学和人工智能科技企业的专家结合实践操作并反复讨论,对中枢神经系统肿瘤的 MRI 影像标注提出初步指导意见,旨在统一数据采集及标注规则,从而提高模型的泛化性,促进 AI 技术的优化、验证及推广。

　　其中关于标注医生资质相关内容如下:

　　① 人员资质:标注人员,具有 5 年及以上临床或影像医学工作经验的高年资住院或主治医师;审核人员,具有 10 年及以上工作经验的副主任医师或主任医师。对标注及审核人员需进行统一培训,应强调标注规范,减少个体差异;培训后进行考核,检查标注者间的一致性。

　　② 审核要求:为了保证标注影像的质量,需建立相对稳定的标注团队、统一的标注规范。标注医师完成标注后,需由审核医师再次确认,对于不符合要求的结构进行修改或重新标注。

　　③ 评估办法:在培训阶段,建议由 2 组标注团队的医生共同完成同一批影像的标注,以便于进行一致性评估,评估达到优秀及以上则可进行后续标注工作。

　　研究内容(算法可解释性)1.1.c 鼓励研究团队(Ⅷ)积极推进人工智能医学影像的研究向可解释性方向的转变,加强人工智能医学影像的透明性。人工智能医学影像科研活动过程应当始终是可审查、可追溯的,即便发生损害也有办法追根溯源。在不清楚或不确定各项科研活动及潜在影响是否合乎伦理的情况下,应咨询伦理委员会或其他可供专业咨询的组织与专家。(Ⅸ)鼓励研究团队开展深度学习的可解释性研究,应对模型算法黑箱问题。

深度学习在医学影像领域的应用较为广泛,在智能诊断、疗效评估和愈后等方面均有杰出表现,为人工智能在医学影像中的应用提供了重要的理论基础和技术支撑。利用深度学习方法对医学影像数据进行处理分析,极大地促进了精准医疗和个性化医疗的快速发展。然而,深度学习高速发展的背后,可解释性及模型算法黑箱问题依然是深度学习应用于医学影像的主要挑战之一。如何优化医学影像分析中深度学习模型的可解释性问题,应对算法黑箱困境,既是当前人工智能医学影像研究的重点,也是未来人工智能研究的重要方向和趋势。

前沿研究动态3:医学可解释人工智能

2020年3月新加坡 Erico Tjoa 研究团队在 IEEE Transactions on Neural Networks and Learning Systems 发表综述文章介绍医疗领域可解释 AI 相关研究进展。

人工智能和机器学习在从图像处理到自然语言处理等许多任务中都表现出显著的性能,特别是随着深度学习(DL)的出现。伴随着研究进展,它们已经侵占了许多不同的领域和学科,其中一些需要高度的责任感和透明度,例如医学学科。因此需要对机器决策和预测进行解释,以证明其可靠性。而更多的可解释性往往意味着我们需要了解算法背后的机制。不幸的是,深度学习的黑箱性质仍未得到解决,许多机器决策仍未得到很好的理解。

文章系统回顾了不同研究工作所提出的可解释性方法,并根据可解释性研究的不同层面进行分类,包括从提供"明显的"可解释性信息的方法到复杂模式的可解释方法研究。文章最后基于回顾分析,希望1)临床医生和从业人员可以将这些方法纳入临床应用的考量;2)在医学实践中发掘更多可解释性解决方法;以及3)鼓励推动基于数据、以数学为基础和以技术为基础的医学教育的举措。[1]

前沿研究动态4:小数据可解释人工智能医学影像技术

2018年12月美国麻省总医院(Massachusetts General Hospital)研究团队在Nature子刊Nature Biomedical Engineering发表文章介绍用AI诊断颅内出血相关研究的新进展。

麻省总医院的专家使用了904例头部CT影像资料,其中每份病例包含了40张影像图片。五个神经放射科的专家对这3000多张图片的颅内出血情况和类型进行了依次标注,用于AI的深度学习。因为学习数据有限,专家们还在AI系统内预先输入了一些医生辨别CT影像的步骤和方法,比如对比局部区域的明暗,连续查看一个位置在多张图片中的变化等,如图5-10所示。

为了解决黑盒问题,AI会在对影像作出诊断之后,一并展示一张在深度学习中保存的同类型颅内出血的图片。放射科医生就可以依此了解AI做出诊断的依据。尽管只学习了不到1000例病例,但是AI的进步完全不输于身经百战的放射科医生。在"毕业考试"中,

---

1 TJOA E, GUAN C. A Survey on Explainable Artificial Intelligence (XAI): Toward Medical XAI [J]. IEEE transactions on neural networks and learning systems, 2020, 32(11): 4793 - 4813.

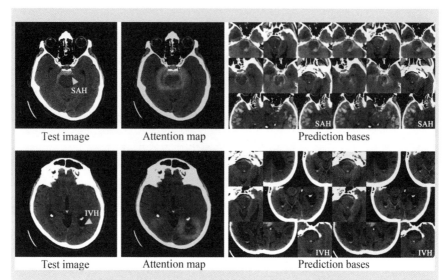

图5-10   AI系统通过展示数据库样本解释作出诊断的依据
（图片来源：Nature Biomedical Engineering）

AI在一组200份影像中准确辨识了98％的颅内出血，在另一组196份影像中，辨识了92％的颅内出血。同时，AI算法的特异性在两组影像中都达到了95％。这样的诊断正确率和放射科医生几乎没有差别。[1]

前沿研究动态5：医学影像分析中可解释的深度学习模型

来自滑铁卢大学和伊利诺伊大学香槟分校的研究者Amitojdeep Singh，Sourya Sengupta 和 Vasudevan Lakshminarayanan 在《医学影像分析中可解释的深度学习模型》（"Explainable Deep Learning Models in Medical Image Analysis"）一文中系统介绍了目前人工智能医学影

---

1 LEE H，YUNE S，MANSOURI M，et al. An Explainable Deep-learning Algorithm for the Detection of Acute Intracranial Haemorrhage from Small Datasets [J]. Nature Biomedical Engineering，2019，Vol. 3，pp. 173 - 182.

像领域可解释深度学习模型的前沿研究状况和趋势[1]。

　　深度学习方法的可解释性则是指能够理解深度学习模型内部机制以及能够理解深度学习模型的结果。下图 5-13 给出了可解释性分类方法的示例（可解释性人工智能工具，Explainable AI，即XAI）：

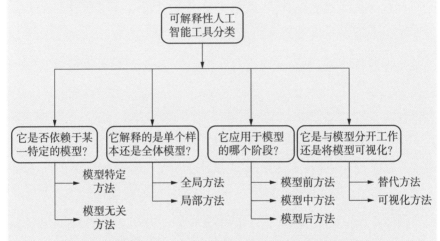

图 5-11　可解释性人工智能工具分类（图片来源：*Journal of Imaging*）

　　具体到医学影像分析领域，引入可解释性方法的深度学习模型主要有两类：属性方法（attribution based）和非属性方法（non-attribution based）。两类方法的主要区别在于是否已经确定了输入特征对目标神经元的联系。属性方法的目标是直接确认输入特征对于深度学习网络中目标神经元的贡献程度。而非属性方法则是针对给定的专门问题开发并验证一种可解释性方法，例如生成专门的注意力、知识或解释性去辅助实现专门问题的可解释深度学习。

---

1 SINGH，A，SENGUPTA，S，& LAKSHMINARAYANAN，V. Explainable Deep Learning Models in Medical Image Analysis［J］. Journal of Imaging，2020，6(6)，52.

根据卷积神经网络(CNN)特征、利用生成模型或注意力机制，可以实现或分析医学影像诊断的可解释性。不同方法针对的是不同疾病、不同成像种类的医学影像，这也是深度学习方法应用于医学领域的一个显著特点：方法是与疾病成像模式紧密相关的。因此，目前研究的主要局限在于针对具体疾病图像具体分析适用的可解释模型及方法。不过，这些方法都是可解释深度学习技术在医学影像诊断领域中应用的有益探索，随着越来越多的研究人员关注可解释性，期望能推动深度学习技术在医学领域中的规模化推广应用。

1.1.c(Ⅹ)鼓励研究团队开展小数据、分布式、多模态、普适性等方向的人工智能医学影像技术攻关，以克服缺少高质量标注的训练样本、算法鲁棒性和泛化性不足等人工智能医学影像研究的难点、痛点。

根据《中国医学影像 AI 白皮书》对人工智能医学影像科研活动最新趋势的考察，算法未来发展的主要方向有小数据、分布式、多模态、普适性等，以尝试解决缺少高质量标注的训练样本、算法鲁棒性和泛化性不足、缺乏第三方评价体系、可解释性和透明度较差等人工智能医学影像研究的难点、痛点。

前沿研究动态 6：人工智能医学影像技术未来攻关[1]

《中国医学影像 AI 白皮书》系统介绍了人工智能医学影像技术在未来的攻关方向：

---

1 中国医学影像 AI 产学研用创新联盟. 中国医学影像 AI 白皮书[M]，北京：813 创意产业园 LSPACE, 2019:19—22.

1. 小数据

深度学习是一种严重依赖于数据的技术,需要大量标注过的样本才能发挥作用。现实世界中,许多问题是无法获取海量标注数据的,获取标注数据的成本也非常高,例如在医疗领域安全领域等。因此,这样的问题统称为小样本问题,它面临的挑战主要是训练过程中只能借助每类少数几个标注样本识别从未见过的新类型,且不能改变已经训练好的模型。当标注数据量比较少时,就需要泛化这些罕见的类别,而不需要额外的训练,因为训练会因为数据少、代价高、周期长而无法获得收益。近几年出现了几种解决小样本问题的方法,这些方法被称为小样本学习(Few-shot Learning)(若只有一个标注样本,则称为一次学习[One-shot Learning])。目前,小样本学习的研究成果主要基于把已知类别的一些信息迁移到新的类别上,利用无监督学习或半监督学习等方法也是未来可能的发展方向。

2. 分布式

医疗 AI 诊断模型需要足够多的多中心样本进行训练。而医疗机构往往各自分别存储患者数据,不支持数据共享。对此,一种有效的解决方案是数据分布式训练。目前,数据分布式训练有以下三类方法:(1)从优化层面考虑,可以在多中心训练时,贡献优化的梯度。(2)从模型层面考虑,即在模型训练结束后,通过模型的集成达到模型共享的目标。(3)综合模型和优化层面,同时考虑不同中心之间模型优化和性能的相关性。包括两种不同的策略:一是在单中心训练模型,模型收敛后再转移到下一个中心;二是模型训练预定次数的迭代后,就转移到下一个中心,如此循环直到模型在每个中心的数据上都可以收敛。

这类方法是前两种方法的折中,不需要频繁地在多中心之间交换模型,同时能够接近数据共享模型的精度。

3. 多模态

在医学影像处理领域,多模态的数据主要通过信息融合来提升效果,包含 Early Fusion 和 Late Fusion 两种方式。以识别任务为,Early Fusion 是指不同模态的数据分别提取特征,然后将特征进行融合后再经过分类器进行判别。特征可以是基于传统图像处理方法的形态特征(如形状、大小),表观特征、尺度不变特征变换,也可以是基于深度学习的隐层特征(如卷积层、全连接层)。Late Fusion 是每种模态的数据单独面练一个分类器,然后再将不同分类器的结果进行融合,这种方法属于集成学习,融合方式包括取平均值、最大值、投票等,也可以利用加权平均来自适应地决定不同分类器对结果的影响,例如给准确率较高的分类器设定较高的权重,或者给信息量更丰富的数据模态训练得到的分类器更高的权重。

4. 普适性(对于不同机器)

机器学习算法的普适性(或泛化能力)是指算法对学习集以外的新鲜样本的适应能力。新鲜样本的获取过程会受到不同的成像角度、成像噪声、重建算法等因素的影响,导致新的样本和以往学习中的样本有不同的特点。如果学习过程中没有学到真正的规律,对于这些新样本的识别能力就会显著降低。为了增强算法的普适性,就需要收集更多的数据,包括不同设备企业,不同成像参数的数据一起进行训练。然而在医学领域,病例的数量有限,成像的成本高,不容易获得足够的数据,一些关键技术被开发出来解决这个问题,如数据增强、正则化、生成对抗网络(GAN)、多任务学习等。

前沿研究动态 7：大数据集与诊断准确性相关性研究

2022 年 4 月 22 日，来自加拿大 Gaël Varoquaux 研究团队在 Npj digital medicine 发表论文《医学影像的机器学习：方法上的失败和对未来的建议》（*Machine Learning for Medical Imaging：Methodological Failures and Recommendations for the Future*），其中提出重要观点：即使大数据集也并不能够帮助人工智能算法提升诊断准确性。

文章列举脑影像图谱来进行阿尔兹海默症诊断机器学习算法研究，通过对 6 篇综述涉及的 478 篇文章进行元分析发现，在这些研究中，数据量的增加（最大的数据集包含超过 1000 名受试者）并没有带来更好的诊断准确性，尤其是在于区分前驱阿尔茨海默病症状患者的病理演变与稳定演变（图 5 - 12b）等与临床最相关的问题上，数据量的增加与结果准确度没有显著正相关。相反，样本量较大的研究往往报告的预测准确性较差。文章认为这个结论是非常令人担忧的，因为这些大型研究更接近现实生活。同时文章指出，更应该关心数据集的质量。目前的医学成像数据集比那些在计算机视觉领域取得突破的数据集要小得多（尽管无法对大小进行一对一的比较），但由于计算机视觉数据集有许多具有高变异性的类（相比之下，医学成像中的少数类变异性较小），要在医学成像中实现更好的泛化，需要更具有包容性、多样性的高质量数据，同时避免数据收集的机会主义造成的偏见。[1]

1　VAROQUAUX G，CHEPLYGINA V. Machine Learning for Medical Imaging：Methodological Failures and Recommendations for the Future［J］. NPJ digital medicine，2022,5(1):1 - 8.

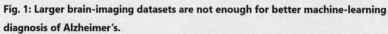

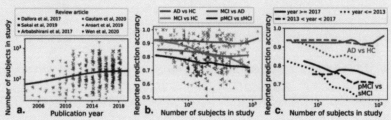

Fig. 1: Larger brain-imaging datasets are not enough for better machine-learning diagnosis of Alzheimer's.

A meta-analysis across 6 review papers, covering more than 500 individual publications. The machine-learning problem is typically formulated as distinguishing various related clinical conditions, Alzheimer's Disease (AD), Healthy Control (HC), and Mild Cognitive Impairment, which can signal prodromal Alzheimer's . Distinguishing progressive mild cognitive impairment (pMCI) from stable mild cognitive impairment (sMCI) is the most relevant machine-learning task from the clinical standpoint. **a** Reported sample size as a function of the publication year of a study. **b** Reported prediction accuracy as a function of the number of subjects in a study. **c** Same plot distinguishing studies published in different years.

图 5-12   更大的脑电图数据库不足以支持对阿尔兹海默症的更好的机器学习诊断（图片来源：NPJ digital medicine）

　　研究方法：1.1.d 鼓励研究团队在研发中采用价值敏感设计，将伦理价值嵌入人工智能医学影像技术，或采取技术手段对算法可信性进行符合伦理价值的验证。

　　在人工智能医学影像科研活动中，应当注意算法的研发符合伦理规范。可引入价值敏感设计，积极将伦理价值的考量融入算法、模型以及系统的设计中，或采取一些技术手段对算法的可信性进行符合伦理价值的验证。例如，在数据处理阶段，可以设计并嵌入去标识化、匿名化的数据脱敏技术模块，促进隐私保护和数据安全，避免通过数据信息追溯到个人。在算法训练阶段，可以设计并嵌入涉及公平公正、透明、可解释等相关伦理规范的价值设计模块，保证算法的公平性、可解释性。

前沿研究动态 8：价值敏感设计

近年来，对伦理价值的追求已逐渐融入技术设计的新方法中，设计方法的改进不仅仅是算法技术的升级，还包括价值规范的确认与嵌入。随着价值敏感设计理论逐渐完善与成熟，诸多学者已经开始将价值敏感设计应用到其它新技术中。例如，纽约大学的迈克·基默尔（Michael Zimmer）将"媒体生态"与"价值敏感设计"相结合，麻省理工学院的玛丽·卡明斯（Mary L. Cummings）"采用价值敏感设计整合设计伦理"，荷兰学派成员杰罗恩·霍温（Jeroen Hoven）将价值敏感设计应用到"信息通信技术"中，德雷克赛尔大学的托尼·摩尔（Ton A. Moore）重点研究"人机交互和价值敏感设计"，荷兰学派研究者诺埃米·曼德斯-胡特思（Noemi Manders-Huits）和霍温运用价值敏感设计来评估"通信基础建设"的伦理，国内学者赵迎欢与荷兰学者乔布·缇曼莫斯（Job Timmermans）和霍温等人在"纳米药物学"研究中引入价值敏感设计来解决其中的伦理问题，等等。

从对后续学者们价值敏感设计关注点的分析中，我们可发现作为一种处理技术设计中价值观维度的方法，价值敏感设计的应用领域不断拓展，已从信息和计算机系统技术扩展到媒体、信息技术、纳米技术、生物医药技术等高新技术中。从研究成果来看，价值敏感设计已经在诸多技术领域付诸实践，并取得一定的成效。在价值敏感设计应用范围不断扩大的同时，其自身的理论体系和特质也在实践中不断得到完善和补充。技术设计研究者与研发者衡量技术设计价值维度也往往将价值敏感设计作为重要方法之一。《世界卫生组织卫生健康领域人工智能伦理与治理指南》提出了涉及卫生健康及其他领域伦理原则的人工智能技术方法,以更加有效、系统、透明地整合相关伦理标准,针对纳入技术设计的伦理规范也出台了相关政策法规。[1]

临床研究:1.1.d 鼓励研究团队积极开展临床适用性研究,推进全面的内部验证、外部验证、前瞻性测试以及真实世界研究。

目前人工智能医学影像的相关科学研究主要基于回顾性数据、公开数据库等,根据研究需求设计并实施的、有针对性的临床试验相对不足。这可能导致场景性因素和临床环境因素的缺失,不利于长期可持续的算法优化及人工智能医学影像系统训练。

中国食品药品检定研究院于 2020 年起草的行业标准《人工智能医疗器械质量要求和评价》强调了人工智能医疗器械软件的可靠性,关注产品在规定条件下和规定时间区间内完成指定临床功能的能力。临床试验可以加强人工智能医学影像技术的安全性和有效性,提升设备性能及算法泛化能力,弥合技术与实践之间的场景性因素和临床环境因素影响。

前沿研究动态 9:人工智能医学影像临床适用性研究

2019 年 9 月 25 日,英国伯明翰大学医院 Xiaoxuan Liu 研究团队在《*The Lancet Digital Health*》发表综述文章《深度学习医学影像疾病检测与医护人员对比研究:文献综述》("A Comparison of Deep Learning Performance Against Health-care Professionals in Detecting Diseases from Medical Imaging:A Systematic Review and Meta-analysis")。[2] 研究团队收集了 2012 年 1 月 1 日至 2019 年 6 月 6

---

1 WHO. Ethics and Governance of Artificial Intelligence for Health [M], Geneva:WHO, 2021:65.
2 Liu,X., Faes, L., Kale, A. V., et al., A comparsion of Deep Learning Performance (转下页)

日，31 587 份已发表的关于基于深度学习的医学成像模型与医护人员的对比研究。研究发现对研究结论进行外部验证的文章数量非常少，仅有 69 项研究是基于足够的数据样本进行关联建构从而达到一般意义上的准确度、灵敏度、特异度等指标。仅仅有 25 项研究进行了样本外部验证，其中 14 项在同一样本中对深度学习模式和医疗保健专业人员进行了比较。很少有研究提供了外部验证的结果，此外，统计数量普遍存在报告不规范等问题，使得这些研究结论的实际有效性和可信性令人担忧。

2020 年 3 月 25 日，英国伦敦帝国理工学院 Myura Nagendran 研究组在《英国医学杂志》(*British Medical Journal*，简称 BMJ)发表文章《AI 解读医学影像能力超越人类?》("Artificial Intelligence Versus Clinicians: Systematic Review of Design, Reporting Standards, And Claims of Deep Learning Studies in Medical Imaging")。[1] 研究团队回顾了过去十年(2010 年—2019 年)内发表的有关比较深度学习算法和临床专家解读医学影像的能力研究成果。他们发现在调查的 81 项研究中，四分之三的研究(61 项)表明文章所提出的人工智能医学影像算法的表现能达到与临床医生相等水平(甚至更优秀)，只有 31 项(38%)表明研究成果需要进一步的前瞻性研究或者临床试验。

文章认为这些对比研究的科学性值得进一步考究，研究发现，81 项调查对象中，只有 2 项符合的临床试验的随机假设条件。同时，只

(接上页)Against Health-care professionals in Detecting Diseases from Medical Imaging: A Systomatic Reviev and Meta-analysis. The lancet digital health，(16)p. e271 - e297,2019.

1　Nagendran, M., Chon, Y., Lovejoy, C. A., et al., Artifical Intelligence Versus Clinians: Systematic Review of Design, Reporting Standards And Claims of Deep Learning Studies in Medical Imaging. bmj. 368(2020).

有 9 项研究开展了追踪研究(对个体进行追踪和收集信息观测实验结果变化),而其中亦只有 6 项研究是在"现实世界"的临床环境中进行了测试。文章还发现,在人工智能医学影像的对比研究中,对照组中人类专家的数量只有 4 人。与此同时研究所使用的原始数据和代码也并未公开,无法对研究结论进行进一步追问与考证。

最后文章认为,在调查的 81 项研究中超过三分之二(58 项)的研究存在由于研究设计缺陷导致研究结果高偏倚风险的问题。

因此,文章强烈建议,相关政策制定者应尽快出台相关指南指导人工智能医学影像研究开展更加透明、可复现、合乎伦理以及有效。特别强调未来的研究应该在减少偏见的风险,增强现实世界的临床相关性,改善报告和透明度等方面作出努力。

2021 年 8 月,美国哈佛医学院丹娜-法伯癌症研究所 Hugo J. W. L. Aerts 团队在细胞出版社(Cell Press)期刊《Cancer Cell》上发表了一篇题为"人工智能在临床肿瘤的应用(Artificial Intelligence for Clinical Oncology)"[1]的综述,研究团队在回顾了部分人工智能应用文献后,提出临床适用性研究室目前人工智能赋能癌症诊疗的最大挑战。文章认为,临床适用性包括三方面,临床有效性、实用性和可用性。验证临床有效性则需要进行全面的模型评估:内部验证、外部验证、前瞻性测试和在感兴趣的真实世界人群中进行小范围测试。同时,临床验证相关准则指南室非常关键的,例如 FAIR 数据、CONSORT/SPIRTAI 和(开发中的)TRIPOD-AI 检查表,这些指南

---

1 Kann, B. H. , Hosny, A and Aerts, H. J. , 2021 Artifical intelligence for Clinical on Cology. Cancer Cell,39(7):916 – 927.

为人工智能医学研究可重复性、透明度和方法学的严谨性提供了基准线。文章同时强调，临床适用性验证需要超越性能验证，因此综合考虑在模型的开发和评估中更强调患者—治疗提供者、临床决策的重要性是十分关键与必要的。

因此，应当鼓励进行人工智能医学影像技术的临床试验，特别要注重测试在临床相关条件下器械性能的临床试验探索，包括人机协同（例如显示交互、评估审核、报告输出）方面的人因设计以提升可用性、系统管理（例如任务调度、访问控制、环境、设备安全等）方向的临床试验。

前沿研究动态10：人工智能模型的内部验证与外部验证

2021年世界卫生组织发布指南报告《为基于人工智能的医疗设备生成证据：培训、利用和评估框架》（*Generating Evidence for Artificial Intelligence-based Medical Devices：A Framework for Traning，Vaildtion and Evaluation*）[1]。

其中，报告系统介绍了来自伦敦的 Livia Faes 研究团队于2019年10月发布于 *Translational Vision Science & Technology* 的文章。从数据流程的角度介绍了内部验证与外部验证的总体框架：内部验证是模型开发过程的一个重要部分，应使用模型训练期间算法"未见"的数据。方法应在验证前预先规定并锁定（即设定）。应明确描述如何

1　FAES，L，LIU，X，WANGNER，S K，FU，D J，BALASKAS，K，SIM，D A，BACHMANN，L M，KEANE，P A，& DENNISTON，A K. A Clinician's Guide to Artificial Intelligence：How to Critically Appraise Machine Learning Studies［J］. WHO Report Generating Evidence for Artificial Intelligence-based Medical Devices：A Framework for Traning，Vaildtion and Evaluation. Translational Vision Science & Technology，2020，9(2)，7. https://doi.org/10.1167/tvst.9.2.7.

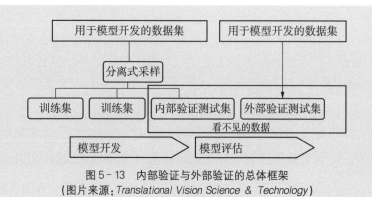

图5-13　内部验证与外部验证的总体框架
(图片来源：*Translational Vision Science & Technology*)

将数据（包括患者层面的数据）划分为训练集（Training set），调节集（Tuning set）和内部验证测试集（Internal Vaildation test），以证明没有重叠。来自同一病人的数据不能同时出现在训练集和测试集中。外部验证应该用来自外部的独立测试集进行；这是为了证明模型的普遍性，应该由独立的评价者进行。

　　在这份指南报告中，世界卫生组织提出内部验证要注重两点：

　　一是对数据的验证：重点应考虑对数据来源、数据筛选原则、数据去识别（匿名化）、预处理和扩充机制、数据分析与标识方法等方面的验证。

　　二是对标注质量的验证：特别是要注重事实标注的置信度（Groundtruth labels confidence）（包括手术结果[surgical findings]，组织病理学数据[Histopathological data]，基因组/其他实验室诊断数据[Genomic/other laboratory diagnostic data]，临床结果数据[短期和长期随访][Clinical outcome data（short and long-term follow-up）]）

　　同时，指南报告也对外部验证的要点进行归纳：

　　测试集应不予训练集或内部验证集重合

　　应持续对测试数据进行收集，以确保被测试模型能够稳定地准确诊断

测试结果需进行独立(同行)审查

如果人工智能医疗设备的性能未达到预先指定的性能目标,则应重新进行算法训练

如果更新算法版本需要在前瞻性独立测试集上重新测试

最后,真实世界测试重点应考虑的要点,包括:

终端设备匹配程度

开展临床对照研究

足够的计算能力

前瞻性研究中要服从多治疗组患者的随机分布

考虑 AISaMD 在患者包容性上的充分性,例如考虑对不同年龄、医疗适应症、病情严重程度、性其他预后因素等方面的分层影响。

考虑安慰剂试验

长期随访研究

紧密追踪与记录不良事件

持续溯回相关信息的完整性(例如,考虑如果受试者中途退出的补充机制,遗失信息对测试的影响等)

其中临床影响的测试应重点关注:

与黄金标准的对比测试

对改善患者病情、完善临床过程或提高时间效率的测试

对潜在的意外进行测试,以保障当意外发生时不会对患者造成伤害

对患者或使用者(即医护人员)产生的动态影响

5.2.3 伦理委员会

伦理委员会在人工智能医学影像科研活动过程中的责任包括但不限于：

基本义务：1.2.a(Ⅰ)应遵守国家法律、法规和规章等，提供独立、及时、称职和公正透明的伦理审查，确保伦理审查工作的规范性和一致性。(Ⅱ)应向相关活动主体(科研团队)提供伦理咨询、指导与培训，不断提高对人工智能医学影像科研活动的伦理审查能力并完善科研项目伦理审查制度。(Ⅲ)在科研项目立项前对项目进行初始伦理审查，在科研项目研究过程中进行过程审查，在科研项目结项后进行长期、持续的跟踪审查。

参照《涉及人的生物医学研究伦理审查规范》，现有伦理委员会审查类型包括初始审查和跟踪审查。由于目前对人工智能医学影像科研活动的伦理风险还不尽知，可能在长期临床应用后才会显现，紧密跟踪审查并对新出现的伦理问题予以及时回应并解决显得尤为必要。应对相关科研活动造成的影响进行长期跟踪和经验积累，从而弥补和完善已有的伦理审查机制。人工智能医学影像科研伦理初始审查、过程审查以及追踪审查表详见附件1。

审查要点(安全性)：1.2.b伦理委员会应针对相关人工智能医学影像科研活动的伦理要点开展审查与评估工作。应重点评估包括(但不限于)隐私性、准确性、透明性、公平性、安全性、问责性等要点。(Ⅰ)在安全性方面，应重点评估审查数据安全、算法安全、网络、通信及设备环境安全以及人机交互安全。

(1) 数据安全：评估审查是否在数据全生命周期(包括采集、存储、移动以及销毁等环节)内遵循了合规、科学的流程和程序来确保数据的安全，避免数据的泄露、损毁以及遗失。

（2）算法安全：评估审查是否存在算法被攻击、鲁棒性及泛化能力差等算法安全风险。

（3）网络、通信及设备环境安全：评估审查是否存在多中心验证过程中信息传输风险，是否存在网络被攻击风险，是否有科学、合规机制与方法保障网络、通信及设备环境的安全。

（4）人机交互安全：评估审查是否有考虑在人机交互过程中对人的安全影响，是否有科学、合理的机制保障在人机交互过程中的安全以及应对安全风险。

审查要点（隐私性）：1.2.b（Ⅱ）在隐私保护方面，伦理委员会应重点评估审查数据脱敏、知情同意和数据隐私保护。

（1）数据脱敏：评估审查是否采用合理方法对数据进行脱敏预处理。

（2）知情同意：评估审查受试对象是否采取知情同意告知，知情同意告知方式是否合理、有效，若不进行知情同意告知，是否符合免知情同意的条件。

（3）数据隐私保护：评估审查个人数据信息在系统中的流动是否受到保护，是否有完善的控制机制，相关措施是否符合现有的隐私保护法。重点关注可能导致隐私泄露的环节并预备应对措施。

审查要点（准确性及鲁棒性）：1.2.b（Ⅲ）在准确性及鲁棒性方面，伦理委员会应重点评估审查：

（1）数据来源的质量：评估审查技术所利用的数据源为回顾性数据还是前瞻性数据，数据结构以及数据标注是否具备科学性。

（2）算法准确性：评估审查算法准确度是否达到适应标准（例如与黄金标准对比的结果），对于内部验证以及外部验证的结果应当给出结论、评判标准。

审查要点（可解释性及透明性）：1.2.b（Ⅳ）在可解释性及透明性方面，伦理委员会应重点评估审查：

（1）系统设计的目的、原理及科学性：评估审查人工智能医学影像研究拟解决的临床问题，系统所采用的方法、系统设计是否有夯实的科学依据。

（2）过程的可追溯：评估审查人工智能医学影像技术研究过程是否建立完善的追踪机制，研究记录是否完整保存，人工智能医学影像可靠性的测试和验证过程是否清楚地记录下来并确实地操作。

（3）可复现性：评估审查使用的算法是否经过重复性和再现性测试，可重复性条件是否得到控制，在哪些特定和敏感的背景下有必要使用不同的方法。

行业共识/规范要点6：《人工智能医疗器械注册审查指导原则》中可解释性评估要点：

人工智能医疗器械从算法角度具有多种类型划分维度。从可解释性角度可分为白盒算法和黑盒算法，前者特征提取需要人为干预，可与现有医学知识建立关联，后者自动完成特征提取，难与现有医学知识建立关联，前者可解释性优于后者。

白盒算法的特征提取需要人为干预，可与现有医学知识建立关联，可解释性高，通常为基于模型的算法。此类算法无论有监督学习还是无监督学习，均需明确特征信息，如特征分类（如人口统计学、生物学、形态学），特征属性（如形态、纹理、性质、尺寸、边界），特征展现方式（如形状、尺寸、边界、颜色、数量）等信息。

对于黑盒算法，算法设计应开展算法性能影响因素分析，同时建议与现有医学知识作为医疗器械的外部参考准则，以提升算法可解释性。

人工智能算法的类型不同，其算法特性、适用场景也不同，评价重点亦有所侧重；同时，不同类型的人工智能算法可组合使用，需结合各算法特性和算法组合形式进行整体评价。

审查要点(公平性):1.2.b(Ⅴ)在公平性方面,伦理委员会应重点评估审查:

(1)偏见审查:评估审查技术是否制定策略以避免在数据和算法中产生或加强偏见(例如性别偏见、罕见病问题、数据不平衡等)。

(2)偏见测试:评估审查在系统开发和使用过程中是否存在持续测试此类偏差的环节。

(3)歧视保护:评估审查是否有程序保护算法的应用对象,避免偏见转化为对应用对象的歧视。

行业共识/规范要点7:《深度学习辅助决策医疗器械软件审评要点》

根据国家药品监督管理局《深度学习辅助决策医疗器械软件审评要点》的相关规定,在公平性方面:

a. 在进行算法训练时,应当注意数据来源,应当在合规性基础上保证数据多样性。获取更广泛的数据可以提高算法泛化能力,建议数据来源尽可能来自多家、不同地域、不同层级的代表性临床机构,尽可能来自多种不同采集参数的采集设备。

b. 算法训练时应当考虑目标疾病流行病学特征,包括但不限于疾病构成(如分型、分级、分期)、人群分布(如健康/患者、性别、年龄、职业、地域、生活方式)、统计指标(如发病率、患病率、治愈率、死亡率、生存率)等情况,以及目标疾病并发症与类似疾病的影响情况。

c. 算法训练时应当加强公平性。重视从少数群体中收集数据,并更明确地说明算法适合或不适合哪些人群使用。当受试者为儿童或缺乏自主行为能力的弱势群体,在其参与科研活动时应当设立相关专家提供援助。

审查要点(可问责):1.2.b(Ⅵ)伦理委员会在可问责方面,应重点评估审查:

(1) 评估审查责任划分是否清晰、合理、合规。

(2) 评估审查责任能否落实到人。

临床审查:1.2.c为有效规范临床试验研究方案,伦理委员会应建立相应的人工智能医学影像研究临床试验伦理规范制度,要注意审查医疗器械与人工智能软件叠加带来的风险与受益,完善临床试验质量控制、不良事件应对、数据安全保护等工作机制。

国际上 SPIRIT-AI 工作组(Standard Protocol Items:Recommendations for Interventional Trials – Artificial Intelligence Working Group 于 2020 年 9 月出台《人工智能干预临床试验研究方案报告规范指南:SPIRIT-AI 扩展版 (2020)》,并在《临床试验研究方案报告规范指南(2013)》版本上增加了数据获取、纳入标准、干预措施等内容(详见附录2),为人工智能医学影像临床试验伦理规范的确立和完善提供一定的指导。[1]

由同一工作组同步推进的《人工智能干预性临床试验报告指南:CONSORT-AI 扩展版(2020)》(Consolidated Standards of Reporting Trials—Artificial Intelligence, CONSORT-AI)也于 2020 年 9 月出台,在《临床试验报告统一标准(2010)》版本上对标题与摘要、背景和目的、受试者等条目进行了扩展与阐释,以提高人工智能临床试验的质量和透明度。[2]

1　刘明,高亚,史纪元,邢丽娜,康迎英,田金徽. 人工智能干预临床试验研究方案报告规范指南:SPIRIT-AI 扩展版(2020)解读[J]. 中国医药导刊,2020,22(10):692—697.

2　李子孝,熊云云,丁玲玲等. 人工智能干预性临床试验报告指南:CONSORT-AI 扩展[J]. 中国卒中杂志,2020(12):1327—1336.

行业共识/规范要点 8:《人工智能干预临床试验研究方案报告规范指南:SPIRIT-AI 扩展版(2020)》[1]

为更好地规范临床试验研究方案,临床试验研究方案报告规范指南[*Standard Protocol Items：Recommendations for Interventional Trials，SPIRIT*](2013)应运而生。2020 年 9 月 8 日,涉及人工智能(AI)干预的 SPIRIT(SPIRIT-AI)扩展版(2020)正式在线发表,SPIRIT-AI 扩展版(2020)是在 SPIRIT(2013)的基础上进行的扩增,并经历成立工作组、伦理委审查(Ethical Approval)、文献综述(Literature Review)、生成候选条目(Candidate-item Generation)、德尔菲调查(Delphi Survey)、共识会议(Consensus Meeting)和试验性条款(Pilot checklist)六个步骤,对 12 个条目进行了延伸,并对另外 3 个条目进行了更详细阐述,有助于 AI 干预试验研究方案的撰写和报告,提高 AI 干预临床试验方案的透明度和完整性,并最终提高临床干预试验质量。

行业共识/规范要点 9:《人工智能干预性临床试验报告指南:CONSORT-AI 扩展版(2020)》[2]

《人工智能干预性临床试验报告指南:CONSORT-AI 扩展版(2020)》是基于《试验报告统一标准》(*Consolidated Standards of Reporting Trials，CONSORT*)(2010)进行拓展。试验报告统一标准》声明提供了报告随机试验的最低准则。它的广泛使用有助于保证评估新的干预措施的透明性。最近,人们越来越认识到,涉及人工智

---

1 Rivera, S. C., Liu, X., Chan, A. W., et al., Guidelines for clinical trial protocols for interventions involving artifical intelligence：The SPIRIT-AI extonsion. The Lancet Digital Health, 2(10), p. e549 – 560.

2 Liu, X., Rivera, S. C., Mohor, D., et al., 2020 Reporting guidelines for clinical trial reports for interventions involving artfical intellgence.

能的干预需要经过严格的前瞻性评估,以明确其对健康的影响。《人工智能试验报告统一标准》(*Consolidated Standards of Reporting Trials—Artificial Intelligence*,CONSORT-AI)是一个新的临床试验报告指南,用以评估具有 AI 成分的干预。它是与 SPIRIT-AI 同步编制的。CONSORT-AI 对 11 个条目进行了扩展并对 3 个条目进行了详细阐述(详见附录 2),这些新条目对于 AI 干预非常重要,除了 2010 年 CONSORT 声明的核心条目之外,试验报告还应常规包含这些内容。CONSORT-AI 将有助于提高 AI 干预临床试验方案的透明度和完整性,也有助于编辑、同行评审以及普通读者理解、解释和严格评估临床试验的设计和偏倚风险。

独立顾问:1.2.d 伦理委员会应完善独立顾问制度,充分发挥独立顾问的不同专业背景优势在特定问题上提供咨询。

独立顾问(Independent Consultant)是指由机构伦理委员会聘请或委任的相关伦理、法律、特定疾病或方法学的专家,或社区、病人或特定利益团体的代表。独立顾问在授权范围内向机构伦理委员会提供所提议的研究方案相关的专门意见和建议[1]。

由于人工智能医学影像技术是一项跨学科的新兴技术,不免会出现伦理委员会的委员对该技术在具体应用中的机制、风险等情况缺乏了解的现象。现行的伦理审查机制对于人工智能医学影像科研活动的适用性仍有待考察。因此,在伦理委员会对于现有情况判断出现困难时,可选任具有

---

1 国家卫生健康委,教育部,科技部,中医药局. 涉及人的生命科学和医学研究伦理审查办法[EB/OL]. (2023-02-28)[2023-04-26]. http://www.gov.cn/zhengce/zhengceku/2023-02/28/content_5743658.htm.

人工智能医学影像相关技术背景的专家担任独立顾问。针对某些技术问题，独立顾问在必要时接受机构伦理委员会的聘请，在授权范围内就研究方案中的一些问题向机构伦理委员会提供专门的咨询意见和建议，但独立顾问本身不具有表决权。

另外，独立顾问在接受聘请时，应签署保密协议和利益冲突声明。

实践案例6：英国 Caldicott Guardian 制度[1]

1997年，英格兰首席医疗官于1997年委托牛津大学萨默维尔学院校长、前皇家精神病学院院长菲奥娜·卡尔迪科特（Fiona Caldicott），由她主持成立一个委员会，针对英国国家卫生服务体系（NHS）中病人信息的使用以及信息技术对病人隐私信息泄露与传播问题进行审查。其研究结果于1997年12月发表并提出了六项关键原则（后扩充为8原则），以及16项具体建议。2005年，英国成立卡尔迪科特监护人委员会正式成立，宣告 Caldicott Guardian（卡尔迪科特监护人）的正式身份，至此，每个 NHS 组织都要求任命一名 Caldicott Guardian 负责独立监督机构患者信息，并就患者信息相关问题提供独立咨询服务。

每一名 Caldicott Guardian 在履行职责都需要以8项原则为实践基础：

原则1：证明使用机密信息的目的

机密信息的每次拟议使用或转让都应明确定义、仔细审查和记录，并由适当的监护人定期审查其持续使用情况。

1　Roch-Berry，C.，2003. What is a caldicott guardian? postgraduate medical journal，79(935)，pp. 516 - 518.

原则 2：仅在必要时使用机密信息

除非出于使用或访问信息的特定目的需要，否则不应包括机密信息。在满足目的和尽可能使用的替代方案的每个阶段，都应考虑识别个人的需要。

原则 3：使用最低限度的必要机密信息

如果认为有必要使用机密信息，则必须证明每项信息的正当性，以便仅包含给定功能所需的最低数量的机密信息。

原则 4：应在严格知情的基础上获取机密信息

只有那些需要访问机密信息的人才能访问它，然后只能访问他们需要查看的项目。这可能意味着引入访问控制或分割信息流，其中一个流用于多个目的。

原则 5：每个有权接触机密信息的人都应意识到自己的责任

应采取行动，确保所有处理机密信息的人员了解其尊重患者和服务用户机密性的责任和义务。

原则 6：遵守法律

每次使用机密信息都必须合法。所有处理机密信息的人都有责任确保其对该信息的使用和访问符合法规和普通法规定的法律要求。

原则 7：为个人护理共享信息的义务与保护患者机密性的义务同等重要

健康和社会护理专业人员应该有信心在这些原则规定的框架内，为了患者和服务用户的最大利益共享机密信息。他们应该得到雇主、监管机构和专业机构政策的支持。

原则 8：告知患者和服务用户如何使用其机密信息

应采取一系列措施,确保患者和服务用户知情,这样他们就可以清楚地了解如何以及为什么使用他们的机密信息,以及他们对此有什么选择。这些步骤因用途而异:至少应包括提供可访问、相关及适当的信息以及适当的参与。

5.2.4　科研主管部门

科研主管部门在人工智能医学影像科研活动过程中的主要责任在于:

1.3.a(Ⅰ)科研主管部门应严格把握人工智能医学影像科研项目伦理审查程序,组织开展各级各类研究项目的申报工作,并进行全过程管理,特别是严格就研究项目是否合规履行伦理审查程序。

(Ⅱ)科研主管部门应强化科研人员伦理意识,组织涉及人工智能医学影像科研活动的相关人员进行伦理知识培训等。特别是向设计师和开发人员提供培训计划,以确保他们将道德考量纳入设计过程和选择中。应建立面向技术人员的正式的考核及认证标准和体系,确保技术开发者与医学研究人员遵守一致的伦理要求。

(Ⅲ)科研主管部门应妥善处理人工智能医学影像科研活动造成的事故或不良社会经济影响。

第六章
临床场景活动伦理指引

6.1 伦理分析

人工智能医学影像系统临床活动的伦理分析基于全流程视角,通过对所涉及的活动主体、关键要素以及主要活动进行图谱建构,梳理出图谱中的关键节点,并分析其潜在伦理风险。

6.1.1 临床准入阶段

临床准入阶段主要涉及的活动主体:引入人工智能医学影像系统临床辅助诊断技术的医疗机构、提供人工智能医学影像系统临床辅助诊断产品及服务的供应商。

关键要素:人工智能医学影像系统临床辅助诊断产品及服务。

主要活动:(1)引入人工智能医学影像系统临床辅助诊断产品及服务;(2)相关主管部门进行审查批准。

这一阶段的主要风险在于:

（1）引入不合规

医疗机构在引入涉及人工智能医学影像系统的产品及服务时，未就开展条件、技术操作规范、适应证及禁忌证、风险防控与应急预案、伦理合规性等方面进行充分论证或是存在不当的情况，导致引入不合规。

（2）引入不适用

医疗机构在引入涉及人工智能医学影像系统的产品及服务时，未充分考虑产品在训练数据、设备匹配、临床环境、诊疗流程及习惯等方面的差异，导致人工智能医学影像系统产品和服务在具体应用时存在设备适用性风险。例如，在使用进口人工智能医学影像系统临床辅助诊断产品时，由于相关技术的训练及测试主要基于国外医疗环境，不可避免地存在人种、流行病学特征、临床诊疗规范等方面的差异，这些都可能为技术本土化落地过程带来风险和隐患。

6.1.2　辅助诊疗阶段

辅助诊疗阶段主要涉及的活动主体：场景一，使用人工智能医学影像系统辅助诊断及治疗的影像科医生、临床主治医生以及患者；场景二，手术医生、提供人工智能医学影像系统临床辅助诊断产品及服务的供应商以及患者；场景三，互联网医院或第三方平台的管理人员、提供人工智能医学影像系统临床辅助诊断产品及服务的供应商以及患者/咨询者。

关键要素：场景一，人工智能医学影像系统临床信息及分析结果；场景二，患者既往影像资料及分析结果；场景三，术中实时影像信息及分析结果。

主要活动：场景一，人工智能医学影像系统对患者影像进行检查与分析;场景二,人工智能医学影像系统协助医生对手术部位进行实时监测;场景三,互联网医院或第三方医学平台为患者/咨询者提供影像诊断或疾病筛查。

这一阶段的主要风险为:

(1) 知情同意不足

利用人工智能医学影像系统进行辅助诊疗时,未能及时向患者告知、说明甚至刻意隐瞒人工智能医学影像系统使用目的、使用情况以及使用风险等,从而侵犯患者知情同意权利。

(2) 数据集偏移

人工智能医学影像系统辅助临床诊断时,使用的数据与研究时使用的数据集不匹配,从而产生数据集偏移(Dataset Shift),导致模型准确度下降,产生假阳性或者假阴性结果,影响后续对患者的诊疗。值得注意的是,国际开放二手数据集是人工智能医学影像系统研发训练数据的重要来源,但在使用国外数据集时,不同地区人群的差异性可能导致经由国外数据训练的人工智能医学影像系统对我国患者不适用的情况。

风险案例4:脓毒症警报模型虚假警报[1]

人工智能系统故障的一个主要驱动因素被称为"数据集偏移"。今天,大多数临床人工智能系统使用机器学习,即利用统计方法从临床数据中学习关键模式的算法。许多导致数据集转移的原因都比较微妙。有研究者将其分为技术变化(如软件供应商),人口和环境变化(如新的人口统计学)和行为变化(如新的报销激励措施)。

1　FINLAYSON S G, SUBBASWAMY A, SINGH K, et al. The Clinician and Dataset Shift in Artificial Intelligence [J]. The New England Journal of Medicine, 2020, pp. 283 - 286.

美国密歇根大学医院(University of Michigan Hospital)采用了由 Epic Systems 开发并且广泛使用的脓毒症警报模型。2020 年 4 月,由于 Covid - 19 疫情的出现,相关的患者人口统计学特征变化,使得数据集发生了偏移,从根本上改变了发烧和细菌性败血症之间的关系,进而致使该模型发出虚假警报。之后医院的临床人工智能管理委员因此不得不宣布将其停用。这提醒我们应当注意"数据集偏移"的问题,确保在训练中有效的算法在现实场景中也同样能够生效。

成功识别和缓解数据集偏移问题,既需要临床医生的警惕,也需要通过人工智能治理团队进行完善的技术监督。在使用人工智能系统时,临床医生应注意模型的预测和他们自己的临床判断之间的不一致,如上面的败血症例子。使用人工智能系统的临床医生必须经常考虑他们自己的临床实践的相关方面是否是不典型的或最近发生了变化。就其本身而言,人工智能管理团队必须确保临床医生能够及时便捷地反馈意见和建议,并及时回应,适时报告医生处理措施的进度。团队还必须建立人工智能监测和更新协议,将技术解决方案和临床声音整合到人工智能安全检查表中。

风险案例 5:诊断模型的性别倾向问题[1]

在过去几年中,人工智能在医疗保健领域的崛起正在改变医生的诊断方式。特别是在处理医疗图像时,人工智能系统不仅可以用有用的注释来增加这些图像所提供的信息,而且它们也开始通过执行计算

---

1 LARRAZABAL A J, NIETO N, PETERSON V, et al. Gender Imbalance in Medical Imaging Datasets Produces Biased Classifiers for Computer-aided Diagnosis [J]. Proceedings of the National Academy of Sciences,2020,Vol. 117(23),pp. 12592 - 12594.

机辅助诊断(CAD)来自主决策。然而,已经有充分的研究表明人类的偏见,如性别和种族偏见,不仅可能被继承,而且还被人工智能系统在多种情况下放大。人工智能系统学习有偏见的模型的这种趋势,再现了社会定型观念,在少数群体中表现不佳,在医疗保健方面尤其危险。

来自阿根廷的研究人员在 PNAS 杂志上发表的一项研究发现在诊断疾病和其他医疗问题时,存在性别倾斜的训练数据会导致模型性能变差。研究小组进行了一项大规模的研究,量化了用于训练基于人工智能的 CAD 系统的医学成像数据集中的性别不平衡的影响。他们创建了五个不同的训练数据集,每个数据集由不同比例的男性/女性病人扫描检查结果组成,最终发现无论是哪种医疗条件中,当训练数据有明显的性别倾斜时,模型的准确性将会变得更差。值得注意的是,即使某一性别在训练数据中的比例过高,该性别也不会从中获益。无论模型是否在偏向某一性别的数据上训练,与在包容性数据集上训练相比,它在该性别上的表现并不出色。这提醒我们在训练模型时应当尽量选择性别比例分配均衡的数据集,使用带有明显性别特色的数据集进行训练无论是对于改性别亦或是其他性别来说都百害而无一利。

(3) 假阳性与假阴性问题

假阴性与假阳性问题是人工智能医学影像系统临床应用的主要风险之一。假阴性即漏诊,如使用人工智能医学影像系统进行门诊与远程诊断时,患者实际有病但检查结果正常,这可能导致后续诊疗活动延误,特别是病情进展迅速的诊疗活动延误风险;假阳性即误诊(过度诊疗),如术中病理活检时,患者实际正常但检查结果异常,使医生对患者病情作出误判,导致后续不必要的诊疗活动。与单个医生的医疗失误相比,由算法引发的医源性风险所造成的后果可能更为严重。算法缺陷可能同时对大量的患者造成重大伤害。而大规模地过度诊断和过度治疗还可能造成大量的医疗资源的浪费,增加受检者焦虑心理与经济负担。

(4) 长尾问题

目前以深度学习技术为代表的医学影像研究很大程度上要依赖大量标注样本才能发挥作用。但是在医学领域中许多病种以及场景具有高度复杂性,一方面在相关问题上并不具备形成大量标注样本集的条件,另一方面,获取小样本数据的成本十分高昂。这些数据量少、标注少的病种和场景构成了人工智能医学影像系统中的长尾问题,很难单纯依靠应用人工智能医学影像系统直接解决。除此之外,医生在对病人进行诊断以及提出诊疗方案时,往往不会仅仅局限在 CT、MRI、DR、PET 等多模态影像数据,还会结合临床信息、基因信息等数据进行综合判断,同时病人的生活状态等其他因素也会纳入考虑。复杂因素交互会进一步衍生长尾问题,对人工智能医学影像系统提出挑战。

(5) 不信任和技术焦虑

医务工作人员不信任人工智能医学影像系统,在使用系统进行辅助诊疗活动时产生抗拒、焦虑等心理,从而影响工作状态和工作效率。医生对人工智能医学影像产生不信任可能导致人工智能医学影像系统没有被很好地整合在医疗工作流中,人工智能医疗解决方案并没有贯穿整个医疗全周期工作流程,部分操作反而增加医生现有工作负担,其价值没有充分实现。此外,医生对人工智能医学影像系统存有各种顾虑,不自觉地表现出质疑和排斥心理,在一定程度上延缓了新技术的推广实施。

(6) 过度依赖

医生在长时间使用人工智能医学影像系统进行辅助诊断后,可能会对人工智能医学影像系统决策产生依赖习惯,从而存在过度依赖风险,影响其对人工智能医学影像系统的错误诊断结果进行客观判断和纠正,特别是在面临新病种等特殊情况下无法进行专业辨别,造成医疗决策偏差和风险。同时还有可能导致医生(特别是年轻医生)自身的诊断水平下降及相关知识学习以及专业技能提升方面的停滞,甚至下降,影响职业成长。

医生对人工智能医学影像系统产生不信任或者过度依赖问题均属于医生没有建立对人工智能的正确认知。

前沿研究动态 11:英国放射学工作队伍对人工智能的态度[1]

作为一个行业,英国放射技师们一直热衷于适应和整合新技术。在过去的五年里,人工智能越来越多地融入临床实践中,一些人对此持怀疑态度,他们预测这个行业会消亡,而另一些人则认为人工智能的前景光明,充满了机遇和协同效应。COVID-19 大流行后对生态恢复的需求和积压的医学成像和报告可能会加速人工智能的采用。因此,了解从业者对临床实践中使用的人工智能的看法,以及他们对该行业短期影响的看法在如今显得尤为重要。

2022 年 6 月,英国研究团队在(*Journal of Medical Imaging and Radiation Sciences*)发表文章("*An Insight into the Current Perceptions of UK Radiographers on the Future Impact of AI on the Profession:A Cross-sectional Survey*"),文章通过对 411 位放射医生进行调研(80% 的放射诊断技师[DR]和 20% 的放射治疗技师[TR]),

---

1 RAINEY C, O'REGAN T, MATTHEW J, et al. An Insight into the Current Perceptions of UK Radiographers on the Future Impact of AI on the Profession:A Cross-sectional Survey [J]. Journal of Medical Imaging and Radiation Sciences,2022.

旨在探索英国放射学工作队伍对人工智能的看法,并调查其目前的人工智能应用和放射技师的未来技术期望。该调查通过英国的社交媒体和专业网络进行了传播。调查收集了人口信息和对人工智能对放射学专业几个方面影响的看法,包括目前人工智能在实践中的使用、未来的期望和对人工智能对专业的影响的看法。调查发现大部分受访者不确定人工智能目前在实践中的使用方式,以及人工智能对未来职业的影响。受访者认为人工智能技术与将为医疗影像领域带来更多的就业机会,并为最终用户的决策作出贡献。但是工作安全本身没有被认为是一个令人担忧的原因。

前沿研究动态 12:人工智能临床决策辅助的易感性研究

2021 年 2 月 19 日,德国 Susanne Gaube 研究团队在《Nature digital Medicine》发表论文《按人工智能说的做:临床决策辅助工具部署中的易感性》("Do As AI Say: Susceptibility in Deployment of Clinical Decision-aids")。在这项研究中,研究团队设计了一个对比田野实验:选取了 138 名具有较高医学影像专业知识水平的放射科医生以及 127 名有过检查胸部 X 光片的内科/急诊科医生(医学影像专业知识水平较低)。研究团队为受试医生提供来自开源胸部 X 光数据库的 8 例影像资料,并同时提供给临床背景材料一份诊断建议,请每一位受试医生对诊断建议进行评价。在这些诊断建议中,研究团队故意掺杂了一部分不准确的建议(见图 6-1),并告知受试者这些建议一部分是人类专家提出的,但也有些是人工智能系统的提供的。

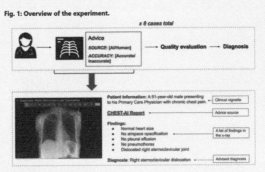

图 6-1　对比田野实验概览图

研究发现,具有较高医学影像专业知识水平放射科医生评估人工智能系统提供的影像建议的质量较低;而医学影像专业知识水平较低的内科/急诊科医生对人类专家或是人工智能系统提供诊断建议评价上并没有显著差异。

但是,当受试医生收到不准确的建议时,无论建议是由人类判断还是机器判断,无论医生水平高低,其诊断准确率都会显著降低。因此文章认为,如果当人工智能影像系统不能够保障 100% 准确,那么如何保障医生不因为技术的过度依赖而错误判断影像资料。[1]

（7）设备、环境故障或不适配

医务工作人员在使用人工智能医学影像系统辅助进行诊疗活动时,设备故障或者使用环境遭到破坏等问题会影响诊疗活动的正常进行。例如,

---

[1] GAUBE，S，SURESH，H，RAUE，M. et al. Do As AI Say：Susceptibility in Deployment of Clinical Decision-aids［J］. npj Digital Medicine，2021（4），31. https://doi.org/10.1038/s41746-021-00385-9.

利用人工智能医学影像系统进行手术,设备故障或者使用环境遭到破坏,可能导致手术中止/中断、手术操作错误,甚至威胁患者生命安全。

人工智能医学影像系统作为新兴科技产物,技术尚未十分成熟,目前仍处于引入门诊的起步阶段。但随着相关技术的不断发展,人工智能医学影像系统技术在未来可能应用于术中辅助与互联网医院的远程诊疗。这对于电力系统和控制系统以及设备所处环境的稳定性与安全性要求更高。如果手术中出现突然断电重启或控制系统故障等意外情况,甚或遭遇网络恶意攻击,可能会导致影像识别出现系统性错误或功能故障,导致医生进行错误的手术操作或是无法正常实施手术,对患者身体造成无法弥补的损害。

(8) 医务人员缺乏相关知识

医务工作人员不具备或者缺乏关于人工智能医学影像系统的工作原理、操作方法等专业知识,导致在使用人工智能医学影像系统辅助进行诊疗活动时操作不当,影响诊疗活动的顺利进行。特别是,当利用人工智能医学影像系统进行手术时,可能导致手术操作错误,甚至威胁患者生命安全。

例如,如果临床医生没有充足的时间来系统地学习手术机器设备的工作原理或操作指南,或者医生未综合考虑手术的复杂程度、患者的接受程度、医疗卫生硬件条件等因素,以及未审慎、合理地选择手术机器人的使用范围和频率,也潜存难以预料的风险。

风险案例 6:DNN 的"非人"错误[1]

根据发表在《*Scientific Reports*》上的一项研究,深度神经网络(DNN)

---

[1] MAKINO T, JASTRZEBSKI S, OLESZKIEWICZ W, et al. Differences Between Human and Machine Perception in Medical Diagnosis [J]. Scientific reports,2022,12(1):1-13.

在基于图像的医学诊断中显示出一定的前景,但由于其诊断方法与潜在病理学无关,可能会导致错误的结果,因此不能完全信任。DNN 所犯的错误可能会是人类不太可能犯的肤浅的错误。研究人员使用720 组经过九种不同严重程度的高斯低通滤波器来模糊或扭曲处理过的乳腺癌图像来分别交给 DNN 和人类放射科医生来诊断,让他们来判断每个图像中是否存在微钙化或软组织病变。结果显示,放射科医生和 DNN 都对微钙化图像的低通滤波很敏感,然而在考虑具有软组织病变的图像时,低通滤波降低了 DNN 的预测置信度和正确性,而对放射科医生几乎没有影响。这表明 DNN 采用了与人类医生不同的判断依据,这种差异可能与 DNN 中内置的偏差有关,比如他们倾向于考虑纹理而不是形状。该研究表明以 DNN 为代表的人工智能医学影像算法采纳与人类相异的判断依据,又由于其黑箱特性,这提醒我们应当谨慎对待人工智能医学影像算法给出的结论,并设立相应的监管机制。

风险案例 7:英国首例机器人心瓣修复手术失败[1]

2015 年 2 月,在英国首例机器人心瓣修复手术过程中,由于机器人控制台传输信号声音非常小,而且质量不佳,主刀医生 Sukumaran Nair 和助理医生 Thasee Pillay 之间的交流变得非常困难,术中医生之间的沟通和交流不得不靠彼此扯着嗓门大喊。此外,在手术过程中,助理医生 Pillay 发现,患者的主动脉膈膜受损,术中出血溅到了手术机器人的摄像头上,这使得主刀医生 Nair 已经看不清病人心脏

---

1 HENRY BODKIN. Heart Surgeon "Turned Down" Training on Pioneering Robot He Used in Operation Where Patient Died[EB/OL]. (2018 - 11 - 05)[2021 - 11 - 09]. https://www. telegraph. co. uk/news/2018/11/05/heart-surgeon-turned-training-pioneering-robot-used-operation.

创口缝合的具体情况了。无奈之下，Nair 和助理便由机器手术转为传统"人工"手术。然而，他们发现此时由机器人操作的病人心脏的缝合位置和方式都不对，必须拆除缝线，重新缝合，不得不延长手术时间，而此时患者的心脏已经非常"衰弱"了。手术医生在慌乱中结束了手术，而一周后，病人最终由于多器官衰竭逝世，享年 69 岁。事后，Nair 承认自己在手术前已犯下两个大错：第一，并没有完全掌握如何操作机器。他承认，在手术之前并没有完成操作的培训课程，就好比"在学会走路之前就想要跑"。第二，没有告知患者他将是英国国内首位接受机器人修复二尖瓣手术的患者，手术存在较高风险，采用传统手术方法存活率会更高。这一案例说明当前的人工智能技术仍存在一定的缺陷，无法摆脱对人的依赖性。因此，医生切不可产生对人工智能技术的过分信任和依赖，应当考虑到手术中可能发生的风险，特别是技术故障和缺陷引发的风险，并预备应急处置措施。

6.1.3　出具与解读报告阶段

出具与解读报告阶段主要涉及的活动主体为影像科医生、主治医生以及患者。

关键要素：由人工智能医学影像系统出具的疾病诊断报告。

主要活动：人工智能医学影像系统设备出具疾病诊断报告，医生对诊断报告进行解读，并向患者充分解释报告内容。

这一阶段的主要风险在于：

（1）信息披露不当与患者不信任

在出具人工智能医学影像辅助诊断报告时，一方面，诊断信息在过量显示的同时，相关医务工作人员未充分向患者进行报告解读，会导致患者对于自己的病情过于担忧，产生焦虑情绪，影响医患关系。另一方面，信息披露不充分导致重要信息遗漏，会影响后续患者诊疗，甚至产生医疗事故纠纷。

（2）权责纠纷

利用例如深度学习等人工智能医学影像系统进行诊疗时，一旦发生医疗事故，技术的不可解释性导致医疗事故原因无法循证、责任主体难以确定，权责难以判别。

6.1.4　数据管理和日常维护

数据管理和日常运维过程的活动主体为数据管理部门、供应商，这一阶段的主要风险在于：

（1）运维不当

在人工智能医学影像系统辅助临床诊疗过程中，日常运维制度不健全、运维人员操作不当、运维保障条件不足导致人工智能医学影像系统故障，影响利用人工智能医学影像进行辅助诊疗的实效。

（2）数据管理制度不完善

在人工智能医学影像系统的使用过程中，数据管理制度不够完善、工作过程不符合相关制度及规范、数据存储不合规、未经许可进行数据跨境流动等问题，导致重要数据以及个人敏感数据泄露、丢失或者被篡改。

人工智能医学影像系统技术在应用过程中，会采集、存储和传送大量患者的个人基本信息、病理信息、手术过程信息和生物基因等敏感私密信息。生产维修厂商、医务工作者、医疗机构及相关信息技术部门都可能接触到这些信息。当带有患者身份标识的数据被医疗机构或医生等其他相关活动主体有意或无意泄露，会对患者的隐私权构成侵犯。

当涉及数据转移传输和异地存储时，如果数据管理制度不够完善，工作过程不符合相关制度及规范，例如，没有存储在有资质的第三方数据管理机构，则数据隐私安全会面临进一步的威胁。此外，未经国家相关部门批准进行数据跨境流动，可能造成严重的数据泻露，甚至造成国家安全风险。

6.2 多主体职责与行动建议

6.2.1 政府相关部门

2.1a 完善制度：政府有关部门应积极完善人工智能医学相关的科技伦理规范、指南等，完善科技伦理相关标准，明确人工智能医学科技伦理要求，引导科技机构和科技人员合规开展与人工智能医学相关的临床活动。

人工智能医学影像系统设备属于医疗器械，由国家和地方的药品监督管理局依据《医疗器械监督管理条例》（国务院第 276 号令）和相关分类、注册、生产和销售条例对医疗器械产品进行管理和监督。

2.1b 培养素养：政府有关部门应积极倡导人工智能医学影像技术和伦理规则的学习，鼓励医院及相关单位开展相应的宣讲与培训计划对人工智能医学影像系统技术原理、操作规范、技术局限等知识进行培训，帮助医生树立正确认知以及规范使用人工智能医学影像系统。

6.2.2   医疗机构

医疗机构在人工智能医学影像系统设备引入前,应对设备与数据的管理、存储等进行制度保障设计。引入人工智能医学影像系统产品,必须做好前期模拟测试和评估工作,充分考虑实践中的适用性问题并提前制定风险规避方案,应当与产品服务供应商明确各自权责。

> **行业共识/规范要点 10:医疗机构引入人工智能辅助诊断技术的相关规定**
>
> 卫生部办公厅制定的《人工智能辅助诊断技术管理规范(2017 年版)》关于医疗机构引入人工智能辅助诊断技术相关规定:
>
> 1) 医疗机构开展人工智能辅助诊断技术应当与其功能、任务和技术能力相适应。
>
> 2) 临床科室具有开展临床相关专业诊疗工作 5 年以上经验的医师,具备与该技术相适应的计算机硬件条件,具有人工智能技术所需的资料采集的相应设备。
>
> 3) 医学影像诊断科具有开展影像临床诊断工作 5 年以上的医师,有数字化影像诊断设备(如放射、超声、核医学等影像设备)、医学影像图像管理系统及其计算机硬件平台。
>
> 4) 临床实验室诊断相关科室具有开展细胞学、组织学等实验室诊断工作 5 年以上经验的医师或技师,具备与人工智能技术相适应的计算机硬件、资料采集设备及其他相关设备。

5）凡开展此类技术的科室应当具有经过人工智能辅助诊断技术相关专业知识和技能培训并考核合格的、与开展人工智能辅助诊断相适应的专业技术人员。

行业共识/规范要点 11：人工智能医疗器械采购指导性方案

根据 WHO《为基于人工智能的医疗设备生成证据：培训、验证和评估框架》[1]关于人工智能医疗器械采购，提出了指导性方案，要点如下：

1）该 AI 设备需符合解决问题的正确方案。

2）该 AI 设备需符合国内或国际管理标准。

3）该 AI 设备的表现需符合供应商的标准。

4）该 AI 设备在实际运作中需符合性能有效、可以使用。

5）对该 AI 设备的采购得到员工和服务使用者的支持。

6）能够建立及维持一个围绕该 AI 设备的符合国际标准的透明报告的伦理责任文化。

7）了解所需的资料保护程序以保障隐私及遵守法例。

8）在采用该产品后能够管理及维持该 AI 设备。

9）采购程序需公平、透明及具竞争力。

10）能够确保本机构在商业和法律上都有一个健全的合同。

数据管理：2.2.a 医疗机构应建立完善的全周期数据管理制度。涉及

1　NHS England. A Buyers Guide to AI in Health and Care［EB/OL］.（2020 - 09 - 08）［2021 - 12 - 27］. https：//transform. england. nhs. uk/ai-lab/explore-all-resources/adopt-ai/a-buyers-guide-to-ai-in-health-and-care/.

患者隐私的数据应尽量以本地方式存储。在数据管理过程中要权责清晰、权责到人。建立完善的数据使用信息档案,避免患者的隐私数据的泄露和侵犯。

在使用人工智能医学影像系统的过程中不得泄露和侵犯患者的隐私数据。患者的隐私数据主要包括姓名、年龄、性别、住所、籍贯、工作单位、联系方式等具有可识别特征的基本信息,还包括身体指标、既往病史、诊疗记录、生物基因等具有可识别特征的医疗信息。为充分保护患者数据和隐私,人工智能医学影像系统辅助诊断过程须遵循的相关法律法规和制度主要包括但不限于:《数据安全法》《个人信息保护法》《患者隐私保护规范》等,以及医疗机构制定的《患者隐私保护制度》等相关制度。

行业共识/规范要点 12:《国家健康医疗大数据标准、安全和服务管理办法(试行)》

第三十条　责任单位应当具备符合国家有关规定要求的数据存储、容灾备份和安全管理条件,加强对健康医疗大数据的存储管理。健康医疗大数据应当存储在境内安全可信的服务器上,因业务需要确需向境外提供的,应当按照相关法律法规及有关要求进行安全评估审核。

第三十一条　责任单位选择健康医疗大数据服务提供商时,应当确保其符合国家和行业规定及要求,具备履行相关法规制度、落实相关标准、确保数据安全的能力,建立数据安全管理、个人隐私保护、应急响应管理等方面管理制度。

第三十二条　责任单位委托有关机构存储、运营健康医疗大数据,委托单位与受托单位共同承担健康医疗大数据的管理和安全责任。受托单位应当严格按照相关法律法规和委托协议做好健康医疗大数据的存储、管理与运营工作。

行业共识/规范要点13:《国家健康医疗大数据标准、安全和服务管理办法(试行)》

医疗机构对患者隐私数据应尽量以本地方式存储,非必要减少数据转移和传输。要建立完善的数据管理制度,对数据的管理权限、使用要求、维护标准、违规处罚措施等内容进行明确规定。同时要注意,人工智能技术数据的存储问题也应有明确的制度性保障与环境支撑。对于必须进行异地存储的,应确保存储在有资质的第三方数据管理机构。

第二十三条　责任单位应当建立严格的电子实名认证和数据访问控制,规范数据接入、使用和销毁过程的痕迹管理,确保健康医疗大数据访问行为可管、可控及服务管理全程留痕,可查询、可追溯,对任何数据泄密泄露事故及风险可追溯到相关责任单位和责任人。

第二十四条　建立健全健康医疗大数据安全管理人才培养机制,确保相关从业人员具备健康医疗大数据安全管理所要求的知识和技能。

第二十五条　责任单位应当建立健康医疗大数据安全监测和预警系统,建立网络安全通报和应急处置联动机制,开展数据安全规范和技术规范的研究工作,不断丰富网络安全相关的标准规范体系,重点防范数据资源的集聚性风险和新技术应用的潜在性风险。发生网络安全重大事件,应当按照相关法律法规和有关要求进行报告并处置。

根据《个人信息保护法》《数据安全管理办法》,严格禁止涉及个人隐私数据跨境流动,严格控制重要数据的跨境流动。必须向境外提供重要数据的,一般情况下应由国家网信部门会同国务院有关部门制定的办法进行安全评估。

2021年7月1日实施的国家标准《信息安全技术—健康医疗数据安全指南》(GB/T 39725－2020)给出了健康医疗数据控制者在保护健康医疗数据时可采取的安全措施。该标准适用于指导健康医疗数据控制者对健康医疗数据进行安全保护,也可供健康医疗、网络安全相关主管部门以及第三方评估机构等组织开展健康医疗数据的安全监督管理与评估等工作时参考(见附件)。

医疗机构相关主管部门在引入人工智能医学影像系统的产品或服务时,须遵循相关法律法规和制度,主要包括但不限于:卫生部2010年1月印发的《医疗器械临床使用安全管理规范(试行)》、国家卫生健康委员会2021年3月1日起施行的《医疗器械临床使用管理办法》、相关医疗机构制定的《医疗器械临床准入管理制度》;应确认其是否获得国家食品药品监督管理局(SFDA)的三类医疗器械的注册认证。

设备引入:2.2.b在人工智能医学影像系统引入前,医疗机构相关主管部门应当对设备引入必要性、设备运作基础条件及环境保障进行评估,对医疗设备使用、维护以及数据管理存储等进行制度保障设计。对于进口人工智能医学影像系统产品,必须做好前期模拟测试和评估工作,充分考虑实践中的适用性问题并提前制定风险规避方案。

2020年8月1日实施的中华人民共和国团体标准《智能医疗影像辅助诊断系统技术要求和测试评价方法》也为医疗影像辅助诊断系统的基本功能结构和功能要求及评价提供行业指导。

引入准备:2.2.c 医疗机构相关主管部门应制定相应的宣讲与培训计划,通过在设备引入阶段对人工智能医学影像系统技术原理、操作规范、技术局限等知识进行培训,帮助医生树立正确认知以及规范使用人工智能医学影像系统。对于医生在设备引入过程中的疑问和重点关切,主管部门应及时了解相关情况,并结合工作实际给出有效的指导和建议,保障医生对人工智能医学影像系统具有正确的认知以及较好的接受度。

行业共识/规范要点 14:人工智能辅助诊断技术培训规范

根据卫生部办公厅制定的《人工智能辅助诊断技术管理规范(2017 年版)》关于管理培训的相关规定,如下:

1) 拟开展人工智能辅助诊断技术的医师培训要求

a. 应当具有《医师执业证书》,具有主治医师及以上专业技术职务任职资格。

b. 应当接受至少 6 个月的系统培训。在指导医师指导下,完成 20 学时以上的理论学习,并参与完成 20 例以上的人工智能辅助诊断。

c. 在境外接受人工智能辅助诊断技术培训 6 个月以上,有境外培训机构的培训证明,并经省级卫生计生行政部门指定的培训基地考核合格后,可以视为达到规定的培训要求。

d. 本规定印发之日前,从事临床工作满 15 年,具有副主任医师专业技术职务任职资格,近 5 年独立开展人工智能辅助诊断技术不少于 300 例,未发生严重不良事件的,可免于培训。

2) 培训基地要求

a. 培训基地条件

省级卫生计生行政部门指定人工智能辅助诊断技术培训基地。培训基地应当具备以下条件：

（a.1）三级甲等医院，近 5 年完成人工智能辅助诊断技术应用每年 100 例以上。

（a.2）具备进行规模人员培训的软硬件条件。

（a.3）有不少于 2 名具有人工智能辅助诊断技术临床应用能力的指导医师，指导医师应当具有 10 年以上相关专业工作经验或完成人工智能辅助诊断技术应用 300 例以上，取得副主任医师及以上专业技术职务任职资格。

b. 培训工作基本要求

（b.1）培训教材和培训大纲满足培训要求，课程设置包括理论学习、临床实践。

（b.2）保证接受培训的医师在规定时间内完成规定的培训。

（b.3）培训结束后，对接受培训的医师进行考试、考核，并出具是否合格的结论。

考核制度：2.2.d 医疗机构有关部门应当定期对使用人工智能医学影像系统的医生制定适应的考核制度，特别注意对医务工作人员独立诊断能力进行考核，避免医务工作人员在工作中过于依赖人工智能医学影像系统而影响了医生自身诊疗水平，特别是青年医生的诊疗能力的提高。医疗机构应当定期对使用该技术的医生进行诊断能力考核，考核指标包括诊断准确率、诊断效率、报告质量等。

监督评估：2.2.e 医疗机构有关部门应对人工智能医学影像系统的临床使用情况进行长期、持续性的跟踪评估。

反馈协作：2.2.f 医疗机构有关部门应积极构建临床人工智能医学影

像系统反馈沟通的协作机制。例如,要求医生在检验环节注意对人工智能医学影像系统的误诊和漏诊等情况进行记录,及时将错误情况以及去除患者身份信息的数据反馈给供应商,促进技术的持续改进和诊断可靠性的提高。例如,要求厂商研究团队在产品中嵌入监测系统进行自动检测或者辅助检测。此外,可以引入第三方检测机构对人工智能医学影像系统进行综合评估并提供改进方案。

事故处理:2.2.g 医疗机构有关部门使用人工智能医学影像系统辅助诊断技术引发医疗损害或医疗事故时,应根据《侵权责任法》《医疗事故处理条例》等相关法律法规以及合同界定产品开发者、医生等多方的具体责任,明确相应的惩罚与赔偿。

行业共识/规范要点 15:人工智能医疗设备上市后临床随访关注重点

2021 年世界卫生组织发布指南报告《为基于人工智能的医疗设备生成证据:培训、利用和评估框架》("Generating Evidence for Artificial Intelligence-based Medical Devices: A Framework for Traning, Vaildtion and Evaluation")中建议人工智能医疗设备的上市后临床随访(Post-market Clinical Follow-up, PMCF)应该重点关注以下内容:

重点内容	可记录信息
PMCF 研究的临床数据分析	与金标准的对比数据
与预先规定的 PMCF 计划的偏差	不充分信息报告
收益风险分析的结果和影响	安全性和可用性相关数据
与初始 PMS 计划有关的结论	数据管理档案信息
偏差识别与纠错	例如,记录使用附加数据集进行重新训练或调整
评估与类似或等效设备进行对比	比较类似设备的性能相关的临床数据
长期评估临床表现	例如,持续记录性能准确度,判断性能是否稳定

6.2.3　医疗工作人员

2.3a　医生需履行的三个义务:(Ⅰ)充分告知并帮助患者选择适合的诊疗方案。(Ⅱ)做好报告解读及与患者建立良好的沟通。(Ⅲ)提升自身能力,建立正确认知。

医生应加强对人工智能医学影像系统原理的了解和认识,同时在检验环节注意对人工智能医学影像系统的误诊和漏诊等情况进行记录,并及时将错误情况以及去除患者身份信息的数据反馈给供应商,促进技术的持续改进和诊断可靠性的提高。

医生须严格遵守人工智能医学影像系统辅助诊断技术相关操作规范和相关专业疾病诊疗指南,根据患者病情、可选择的诊断方法、患者经济承受能力等因素综合判断诊断手段。如有人工智能参与诊断过程,医疗机构须向患者说明,并告知应用人工智能医学影像系统的目的、限度以及可能存在的风险,充分保障患者的知情权与自主选择权。

医务工作人员应作好报告解读并与患者保持良好的沟通。医务工作人员须对人工智能医学影像系统出具的报告进行合理化和通俗化的解释,促进医患开放对话,尽量消除患者的紧张和疑虑情绪,建立患者对医疗机构和人工智能医学影像系统的信任。

医务工作人员应积极提升自身能力,树立人工智能医学影像系统的正确认知。医务工作人员应当积极主动学习人工智能医学影像系统原理、操作规范、技术伦理等知识,积极参加相关培训或自学课程等,以实现人工智能医学影像系统促进诊疗水平提升的目的。

行业共识/规范要点 16：医疗器械开发机器学习质量规范

美国 FDA、加拿大卫生部（HC）以及英国 MHRA 于 2021 年 10 月 27 日宣布共同确定了 10 项指导原则，为机器学习质量管理规范（Good Machine Learning Practice，GMLP）的制定提供指导。这些指导原则将有助于推广使用人工智能和机器学习（AI/ML）的安全、有效和高质量的医疗器械。

其中，第 9 条为使用者提供清晰的基本信息规定：使用者可以随时访问适合目标受众（例如医疗保健提供者或患者）的清晰的、上下文相关的信息，包括：产品的预期用途和使用适应症、模型对于适当子集的性能、用于训练和测试模型的数据特征、可接受的输入、已知限制、用户界面解释以及模型的临床工作流程集成。使用者还可以通过真实世界的性能监控了解器械的修改和更新，这也是作出决策的基础以及向开发人员传达产品问题的一种方式。

在辅助诊疗环节，医生应始终处于决策的主导地位，最终诊断必须由有资质的临床医生确定。

人工智能医学影像系统作为辅助诊断和临床决策的支持系统，出具的诊断结果不能作为临床最终诊断，仅作为临床辅助诊断和参考。医生应当对人工智能的诊断结果进行认真审阅且出具审核意见，并在诊断报告上签字确认，有条件的医疗机构可以设置多重审核机制，由临床医生和影像科医生协作审核。

行业共识/规范要点 17：人工智能出具临床诊断报告的规定

根据卫生部办公厅发布《人工智能辅助诊断技术管理规范（2017 年

版)》中,有关出具临床诊断报告事项的规定如下:

1) 人工智能辅助诊断的临床应用应当由2名以上具有5年以上与开展人工智能辅助诊断技术相关专业临床诊疗工作经验的医师作出决定并出具诊断意见。由具有5年以上与开展人工智能辅助诊断技术相关专业临床诊疗工作经验的医务人员进行操作。

2) 人工智能辅助诊断技术为辅助诊断和临床决策支持系统,不能作为临床最终诊断,仅作为临床辅助诊断和参考,最终诊断必须由有资质的临床医师确定。

3) 人工智能辅助诊断技术临床应用涉及侵入性检查时,应当在实施检查前,向患者及其家属告知检查目的、风险、检查注意事项、可能发生的并发症及预防措施等,并签署知情同意书。

6.2.4　产品供应商

在人工智能医学影像系统准入阶段,应当与医疗机构明确各自权责。在产品可信可靠等方面,应有明晰表述,并注明后续的追责和赔偿事项。

行业共识/规范要点18:追责和赔偿事项相关规定

根据《侵权责任法》,与追责和赔偿事项相关规定如下:

第三十五条　个人之间形成劳务关系,提供劳务一方因劳务造成他人损害的,由接受劳务一方承担侵权责任。提供劳务一方因劳务自己受到损害的,根据双方各自的过错承担相应的责任。

第三十六条　网络用户、网络服务提供者利用网络侵害他人民事权益的,应当承担侵权责任。

网络用户利用网络服务实施侵权行为的,被侵权人有权通知网络服务提供者采取删除、屏蔽、断开链接等必要措施。网络服务提供者接到通知后未及时采取必要措施的,对损害的扩大部分与该网络用户承担连带责任。

网络服务提供者知道网络用户利用其网络服务侵害他人民事权益,未采取必要措施的,与该网络用户承担连带责任。

第四十一条 因产品存在缺陷造成他人损害的,生产者应当承担侵权责任。

第四十二条 因销售者的过错使产品存在缺陷,造成他人损害的,销售者应当承担侵权责任。

销售者不能指明缺陷产品的生产者也不能指明缺陷产品的供货者的,销售者应当承担侵权责任。

第四十三条 因产品存在缺陷造成损害的,被侵权人可以向产品的生产者请求赔偿,也可以向产品的销售者请求赔偿。

产品缺陷由生产者造成的,销售者赔偿后,有权向生产者追偿。

因销售者的过错使产品存在缺陷的,生产者赔偿后,有权向销售者追偿。

注册认证:2.4.a 产品供应商在向医疗机构提供产品服务前,应获得国家食品药品监督管理局(SFDA)的三类医疗器械的注册认证。

信息披露:2.4.b 产品供应商在向医疗机构提供产品服务时,应提供产品使用手册以及必要的技术信息披露,特别是披露数据来源、算法生成逻辑与方法、临床试验过程与结果以及产品潜在风险等信息。

跟踪优化:2.4.c 产品供应商应积极与医疗机构协商,拟定产品售后的跟踪检测评估方案,建立透明的沟通渠道与沟通机制。在取得医疗机构许可下,产品供应商可在产品中嵌入监测系统进行自动检测或者辅助检测,合理透明地向医疗机构或行业主管部门披露检测数据,同时要注意防范涉及患者数据的潜在隐私泄露风险。

厂商研发团队可在产品中嵌入监测或审计系统,以自动检测、回复和报告错误。此外,可以引入第三方检测机构对人工智能医学影像系统进行综合评估并提供改进方案。

> **行业共识/规范要点 19:《人工智能辅助诊断技术管理规范(2017年版)》:**
>
> (5)使用人工智能辅助诊断技术的医疗机构,应当建立数据库,定期进行评估,开展机构内质控工作,在完成每例次人工智能辅助诊断技术临床应用后,应当按要求保留并及时上报相关病例数据信息。
>
> (6)建立健全人工智能辅助诊断技术临床应用后监控和随访制度,并按规定进行随访、记录。
>
> (7)采用人工智能辅助诊断技术的医疗机构和医师应按照规定接受此类技术临床应用能力评估,包括病例选择、诊断符合率、患者管理、随访情况、病历质量和数据库等。

例如,国际医疗器械监管者论坛(International Medical Device Regulators Forum,IMDRF)就建议引用制造商在其产品中嵌入监测或审计系统,以自动检测、恢复和报告错误。制造商还应该寻求结构化程度较低的反馈来源,包括客户咨询、投诉、市场研究、焦点小组和现场服务报告。由于这不在本手册的范围内,而且国际监管标准仍不明确,这对持续学习系统尤其重要。在这些研究过程中,还可以产生数据、用于评估人工智能医疗器械的可用性和与预期临床环境和工作流程的整合。

软件更新登记：2.4.d 产品供应商应根据有关要求，及时进行软件更新。要注意验证和确认与软件更新类型、内容和程度相应的更新流程。

> **行业共识/规范要点 20：**
>
> **《医疗事故处理条例》**
>
> 第五十四条　患者在诊疗活动中受到损害，医疗机构及其医务人员有过错的，由医疗机构承担赔偿责任。
>
> 第五十七条　医务人员在诊疗活动中未尽到与当时的医疗水平相应的诊疗义务，造成患者损害的，医疗机构应当承担赔偿责任。
>
> **《侵权责任法》**
>
> 第三十六条　卫生行政部门接到医疗机构关于重大医疗过失行为的报告后，除责令医疗机构及时采取必要的医疗救治措施，防止损害后果扩大外，应当组织调查，判定是否属于医疗事故；对不能判定是否属于医疗事故的，应当依照本条例的有关规定交由负责医疗事故技术鉴定工作的医学会组织鉴定。

人工智能算法的动态性特征是人工智能医学影像系统临床监管的重要挑战。人工智能医学影像软件的更新包括数据驱动型和算法驱动型软件更新。算法驱动型更新包括软件所用算法、算法结构、算法流程、所用框架、输入与输出等发生改变，包括算法重新训练（即弃用原有训练数据）；数据驱动型指仅由训练数据量增加而促使软件更新，实为算法驱动型软件更新的特殊情况。对于重大软件更新，判定需遵循的原则为算法驱动型软件更新通常属于重大软件更新，数据驱动型软件更新若导致算法评估结果发生显著性改变（与前次注册/伦理批件相比）则属于重大软件更新。

无论何种软件更新,均应根据质量管理体系要求,验证并确认与软件更新类型、内容和程度相适宜的活动。数据驱动型和算法驱动型软件更新均应再评估算法性能和临床应用。属于临床科研项目的数据驱动型和算法驱动型软件更新,均需按照新项目进行伦理初始审查。对于高风险软件,适用范围变更应当开展临床试验,其他情况原则上可使用旧的临床试验数据和回顾性研究。对于中低风险软件,可使用临床试验数据和回顾性研究。

行业共识/规范要点21:《人工智能医疗器械注册审查指导原则》

文件中关于软件变更注册与延期注册相关要点如下:

变更注册:

1. 算法研究资料

对于软件安全性级别为中等、严重级别的产品,全新类型在软件研究资料中以算法为单位,根据人工智能算法的更新情况,提交每个人工智能算法或算法组合的算法更新研究报告(或算法研究报告),具体要求详见第六章;成熟类型在软件研究资料中明确算法基本信息即可,无需提供算法研究资料。

对于软件安全性级别为轻微级别的产品,在软件研究资料中明确算法基本信息即可,无需提供算法研究资料。

2. 用户培训方案

若适用,提交用户培训方案变化情况说明。

3. 产品技术要求

若适用,产品技术要求变更对比表需体现测评数据库的变化情况(测评数据库作为产品评价工具,其自身更新原则上无需申请变更注册,注册申请人可根据情况自行决定)。

4. 说明书

若适用,提交说明书变化情况说明。

(三) 延续注册

延续注册通常无需提交算法相关研究资料。若适用,根据注册证"备注"所载明的要求提交相应算法研究资料。

第七章
教育教学场景活动伦理指引

7.1 伦理分析

7.1.1 相关教学活动

（1）在进行涉及人工智能医学影像教学活动设计时，忽略或者弱化技术伦理及风险层面的教学内容，潜在造成学生不能树立对技术的全面认知。人工智能医学影像技术具有两面性：一方面，人工智能医学影像技术极大促进了医疗健康事业的发展；另一方面，与其共生的伦理风险问题也不容忽视。在课程安排中，如果教学目标仅是教授学生各种具体算法，而较少涉及这些技术的局限性、风险与伦理规范，将为医学生日后在临床或研究岗位正确处理技术、病患、科研等关系带来潜在风险。

（2）另一方面，以人工智能医学影像为主要内容的相关教学活动很容易与纯技术的"人工智能"课程或"机器学习"课程形成同质化教学，缺少针对医院所期待人工智能与实际临床问题相结合的系统化教学内容。单纯技术性的教学活动主要是教授学生各种具体算法及其原理，而较少涉及这些算法在医疗场景中的特殊应用。这类课程模式可能导致医学生虽然能够具备扎实的技术方面的基本能力,但是缺乏本专业的全局视野,不了解行业内的真正需求和研究方向。

7.1.2　辅助教育教学活动

利用人工智能医学影像作为教学工具辅助教育教学相关活动的主要风险在于:在人工智能医学影像技术参与教育教学活动中对人工智能医学影像技术的不当使用。虽然人工智能医学影像技术的介入对教学活动产生了许多积极影响,但是在运用过程中仍须把握尺度,避免诸如过度使用人工智能技术对学生进行考核而忽略人才培养全面性等不当使用的倾向。

7.2 多主体职责与行动建议

7.2.1 学校主管部门

教学活动的核心应当以人为本,增加人文关怀和伦理风险等教学内容。

管理部门应在促进人工智能教育健康发展上发挥作用,应鼓励将人工智能医学影像技术教学纳入医学院课程体系,编制相关教材,提升全体医学生的相关知识技能,为人工智能医学影像技术的实际应用和推广奠定良好的基础。针对目前"人工智能影像医学"缺乏教材的现状,教务处及相关学者应根据技术本身的原理内容结合特定场景的实际应用有针对性的编写不同于纯技术指南的教材。教材应当站在全局视野,梳理人工智能医学影像技术的整体学脉,使医学生能够对该技术及其相关研究有总体的把握。教材的内容应当按照既包含理论的内容,也包括实践的案例,在具体场景中传授人工智能医学影像技术的相关知识,最终目标是使学生通过对教材的学习实现对相关问题的透彻理解。

在人工智能医学影像技术的教学中应当培养医学生以正确、科学的态度对待人工智能医学影像技术。同时,应当注重对医学生自身素质的培养,加强医学人文教育,将人文关怀与伦理教育贯穿于人才培养的全过程。在教学内容上,应当将医学人文、医学伦理等内容融入课程之中,使医学生在了解人工智能医学影像技术的优势的同时知晓其局限性,应当鼓励医学生充分利用技术优势提高自身能力,将技术作为锻炼自我、提升自我的手段。与此同时,应当注重培养学生的自主思考能力与创新思维,在理论教学时引导学生独立思考,提高问题意识。充分利用交叉学科的优势,将人工智能技术与医学影像学知识融会贯通,以创新性的方式在教导学生习得新技术的同时具有扎实的理论基础。在理论教学中融入实践教学,使学生掌握扎实的理论基础的同时对技术在特定领域的实践应用有所把握。从全局视角对学生进行系统性教学,使其在了解技术的基本原理和操作的同时对行业内的前沿问题有整体的把握和独到的见解。

实践案例7:美国伦斯勒理工学院2019年的《医学影像》课程安排

在美国伦斯勒理工学院2019年的《医学影像》课程安排中,各种技术下医学影像的原理、动手实践和人工智能伦理都占据很大的比重,甚至要高于人工智能医学影像技术本身。

Tue	Topic	Fri	Topic
		08/30	Introduction
09/03	Monday Schedule	09/06	Hands-on 1: Colab & MNIST
09/10	Network & Backpropagation	09/13	Hands-on 2: MNIST Finish

续　表

Tue	Topic	Fri	Topic
09/17	Architectures & Interpretability	09/20	Image Quality 1
09/24	CT Physics (Recorded)	09/27	CT Reconstruction
10/01	Deep CT Reconstruction	10/04	Hands-on 3: CT Networks
10/08	More CT Stuff	10/11	MRI Physics
10/15	Spin-Echo	10/18	k-Space & More
10/22	Review 1 (Quiz)	10/25	Deep MRI Reconstruction
10/29	Hands-on 4: MRI Networks	11/01	Nuclear Physics
11/05	Nuclear Imaging	11/08	US Imaging
11/12	Optical Imaging	11/15	Multimodality Imaging
11/19	Image Quality II, AI Ethics 1	11/22	AI Ethics II, Review II
11/26	Hands-on 5: Across Modalities	11/29	Nov. 27 – 29 Thanksgiving
12/03	Project Showcase	12/06	Quantum Computing
12/10	Industrial Outlook (DCC 240)		

7.2.2　学校教职人员

2.5a　在具体的教学活动中,任课教师应当始终坚持"寓教于实践"的教学思路,结合实际的应用案例传授技术的原理和局限,不要脱离具体的应用场景来单纯讨论技术问题。

课程和教学内容可以以实际临床问题为切入点,根据这些实际的问题及相关的解决方案引入介绍有关的人工智能医学影像技术的原理和局限。

与此同时,在理论课程的教授过程中可以邀请一线的专家学者作为客座嘉宾以其自身的经验为引,介绍人工智能医学影像技术及其相关的应用场景,这有助于人工智能医学影像技术在教学场景的落地。在实践课程中,带教老师应当带领学生实际参与到用人工智能医学影像技术解决实际的医学问题的过程中去,在实践中体悟人工智能医学影像技术相比传统医学影像技术的优缺点,完善对人工智能医学影像技术的自我认知。

2.5b 教职人员应始终坚持以人为本,充分利用技术优势,不断创新优化教学活动。

在医学教育中可借助人工智能技术提高教学质量,更好地完成教学目标,但同时应当保证技术的可靠性。在技术可靠的前提下,可在教学活动中适当引入先进的技术手段,创新教学方式,优化教学设计。

第八章

人工智能医学影像伦理审查表

指标项	规范性要求	管理要求	技术要求	评估结果	说明
安全性要求	在数据全生命周期(包括采集、存储、移动以及销毁等环节)内遵循合规、科学的流程和程序来确保数据的安全,避免数据的泄露、损毁以及遗失等。				
	采取科学合规措施来避免算法被攻击、鲁棒性差及泛化能力差等算法安全风险。				
	核查并规避多中心验证过程中可能存在的信息传输风险、网络被攻击风险。				
	采取科学、合理的机制保障在人机交互过程中的安全,以及应对安全风险。				
	人工智能医学影像科研数据存储应遵循存储时间最小化原则。				
	数据处理遵循本地方式处理原则。				
隐私保护要求	采用合理方法对数据进行脱敏预处理。屏蔽敏感数据。				
	对某些敏感信息(比如,身份证号、手机号、卡号、客户姓名、客户地址、邮箱地址、薪资等等)通过脱敏规则进行数据的变形,实现隐私数据的可靠保护。				
	对象采取知情同意告知,并确保知情同意告知方式合理、有效。如果不打算采取知情同意,应当符合免知情同意的条件。				
	收集样本信息应以最小必要为原则,以达成科研项目所需的最小样本数量为收集标准。				
	确保个人数据信息在系统中的流动受到保护、有完善的控制机制,相关措施符合现有的隐私保护法。				
合规性要求	注明本技术所利用的数据源为回顾性数据还是前瞻性数据(研发技术时,数据是否已存在),并确保数据结构以及数据标注的科学性。				
	说明算法准确度所达到的水平、与黄金标准对比结果、内部验证以及外部验证的结果。				

（续　表）

指标项	规范性要求	管理要求	技术要求	评估结果	说明
	对人工智能医学影像技术研发过程建立完善的追踪机制,确保研发记录完整保存,清楚地记录人工智能系统可靠性的测试和验证过程。				
	所使用的算法经过可重复性测试(在尽量相同的条件下,包括程序、人员、仪器、环境等,以及尽量短的时间间隔内完成重复测量任务)。应说明可重复性条件是否得到控制,以及在哪些特定和敏感的背景下,有必要使用不同的方法。				
	针对深度学习中的算法黑箱性进行可解释性的阐述,至少应说明采取了何种方法,以及能否解释深度学习模型内部机制以及深度学习模型的结果。				
公平性要求	制定科学合理的策略来避免在数据和算法中产生或加强偏见,例如性别歧视、罕见病问题、数据不平衡等。				
	有流程在系统开发和使用过程中持续测试算法偏见和偏差。				
合法性要求	临床设备已获得国家食品药品监督管理局(SFDA)的三类医疗器械的注册认证。				
	在临床诊断中,医生始终处于决策的主导地位,最终诊断由有资质的临床医生确定。				
	涉及境外机构或个人与国内医疗卫生机构合作的情况,向双方、多方合作机构的伦理委员会申请研究项目伦理审批,保证科研项目各项活动符合各自国家的伦理审查标准。				
	对于产品研发导向的科研活动,如涉及利用我国人类遗传资源开展国际合作的临床试验时,需要提交中国人类遗传资源管理办公室进行审批				

注1:若满足指标分项要求,评估结果项应当明确标注"满足要求"。
若不满足指标分项要求,评估结果项应当明确标注"不满足要求",并应对偏差情况作出必要说明。

第九章

人工智能医学影像伦理指引

（精华版）

场景	导则	条 目 内 容
科研	1.1　项目负责人与研究团队 在整个人工智能医学影像科研活动中,研究项目负责人应承担项目设计、开展、结项阶段的各项活动内容、进展以及造成相关影响的主体责任,重要伦理性责任包括但不限于:	1.1.a　项目负责人(Ⅰ)应确保人工智能医学影像科研活动(项目设计、研究开展以及成果产出)始终以"解决临床问题,促进患者福祉,提升公众健康水平"为目标。(Ⅱ)应当建立团队协作机制,以便及时沟通相关问题,保证多个子任务围绕总体科研目标协同进行。(Ⅲ)尽可能明确各个活动中潜在的伦理风险,特别需要对科研活动造成的长期潜在伦理风险保持敏感,在伦理风险产生的关键环节应积极考虑相应的解决方案,制定风险管理策略,提高团队成员伦理意识。
		1.1.b　研究机构(团队)(Ⅰ)涉及境外机构或个人与国内医疗卫生机构合作的情况,研究机构(团队)应当向双方、多方合作机构的伦理委员会申请研究项目伦理审查,保证科研项目各项活动符合各自国家的伦理审查标准。对于产品研究导向的科研活动,当涉及利用我国人类遗传资源开展国际合作的临床试验时,需要提交中国人类遗传资源管理办公室进行审批。研究机构(团队)(Ⅱ)在与其他方合作时,研究机构(团队)应在合作协议中明确合作的各项事项,厘清各方权责利益,应明确在使用、管理以及后期人工智能商业用途中对数据的保护性措施,还需要注意在成果转化过程中的知识产权问题。
		1.1.c　(Ⅰ)研究团队严禁使用故意篡改或捏造的数据,谨慎使用算法生成的模拟数据。 (Ⅱ)研究团队的数据样本采集与获取应遵循"最小必要"原则。 (Ⅲ)研究团队应当谨慎使用来自开源数据库(集)和国外数据库(集)的数据信息,建议使用来源清晰并能够被证实具有较好科学性的数据集。对于来自国外的数据应当充分考量数据的地域特殊性和区别性。 (Ⅳ)研究团队应尽可能使用具有完整性与多样性的数据集,并注意保持数据集的整个生命周期内所有数据完整性、一致性和准确性。 (Ⅴ)研究团队在数据处理时应当注意科研数据的去标识化脱敏处理:医疗机构在收集个人信息后,只保留相关医学信息,对于其他个人敏感信息应进行去标识化处理。医疗研究机构出于公共利益及开展统计或科学研究的必要,向人工智能医学影像技术研究团队或第三方共享人工智能医学影像研究数据时,对结果中所包含的个人信息应当进行脱敏处理以保证数据安全,保留有用信息的同时最大限度地避免通过数据信息追溯至个人(受试者)的情况。 (Ⅵ)研究团队在数据处理与标注时应当注意确保数据标注的专业性:数据标注者应具备相关专业知识背景,参加相关培训并取得相应资质后方可参与数据标注工作。 (Ⅶ)应有验证数据标注质量的应对方案。对于标注者资质、图像征象、图像标注方法、图像分割方法以及图像量化方法应建立并遵照统一标准。

（续　表）

场景	导则	条 目 内 容
		（Ⅷ）积极推进人工智能医学影像的研究向可解释性方向努力,加强人工智能医学影像的透明性。人工智能医学影像科研活动过程应当始终是可审查、可追溯的,即便发生损害也有办法追根溯源。在不清楚或不确定各项科研活动及潜在影响是否合乎伦理的情况下,应咨询伦理委员会或其他可供专业咨询的组织与专家。 （Ⅸ）鼓励研究团队开展深度学习的可解释性研究,应对模型算法黑箱问题。 （Ⅹ）鼓励研究团队开展小数据、分布式、多模态、普适性等方向的人工智能医学影像技术攻关,以克服缺少高质量标注的训练样本、算法鲁棒性和泛化性不足等人工智能医学影像研究的难点、痛点。
		1.1.d　鼓励研究团队在研发中采用价值敏感设计,将伦理价值嵌入人工智能医学影像技术,或采取一些技术手段对算法可信性进行符合伦理价值的验证。 临床研究:1.1.d　鼓励研究团队积极开展临床适用性研究推进全面的内部验证、外部验证、前瞻性测试以及真实世界研究。
	1.2　伦理委员会 伦理委员会在人工智能医学影像科研活动过程中的责任包括但不限于:	1.2.a　（Ⅰ）伦理委员会应遵守国家法律、法规和规章等,提供独立、及时、称职和公正透明的伦理审查,确保伦理审查工作的规范性和一致性。（Ⅱ）应向相关活动主体(科研团队)提供伦理咨询、指导与培训,不断提高对人工智能医学影像科研活动的伦理审查能力并完善科研项目伦理审查制度。 （Ⅲ）在科研项目立项前对项目进行初始伦理审查,在科研项目研究过程中进行过程审查,在科研项目结项后进行长期、持续的跟踪审查。
		审查要点(安全性)1.2.b:伦理委员会应针对相关人工智能医学影像科研活动的伦理要点开展审查与评估工作。应重点评估包括(但不限于)隐私性、准确性、透明性、公平性、安全性、问责性等要点。 （Ⅰ）在安全性方面,应重点评估审查数据安全、算法安全、网络、通信及设备环境安全以及人机交互安全。 审查要点(隐私性):1.2.b(Ⅱ)在隐私保护方面,伦理委员会应重点评估审查数据脱敏、知情同意和数据隐私保护。 审查要点(准确性及鲁棒性):1.2.b(Ⅲ)在准确性及鲁棒性方面,伦理委员会应重点评估审查数据来源的质量、算法准确性。 审查要点(可解释性及透明性):1.2.b(Ⅳ)在可解释性及透明性方面,伦理委员会应重点评估审查系统设计的目的、原理及科学性、过程的可追溯、可复现性。 审查要点(公平性):1.2.b(Ⅴ)在公平性方面,伦理委员会应重点评估审查偏见审查、偏见测试、歧视保护。 审查要点(可问责):1.2.b(Ⅵ)伦理委员会在可问责方面,应重点评估审查责任划分是否清晰、合理、合规。审查责任能否落实到人。

（续　表）

场景	导则	条目内容
		临床审查：1.2.c 为了有效规范临床试验研究方案,伦理委员会应建立相应的人工智能医学影像研究临床试验伦理规范制度,要注意审查医疗器械与人工智能软件叠加带来的风险与受益,完善临床试验质量控制、不良事件应对、数据安全保护等工作机制。
		独立顾问：1.2.d 伦理委员会应完善独立顾问制度,充分发挥独立顾问的优势在专业问题上提供咨询。
	1.3　科研管理部门 基本职能:科研主管部门在人工智能医学影像科研活动过程中的主要责任在于:	1.3.a （Ⅰ）科研管理部门应严格把握人工智能医学影像科研项目伦理审查程序,组织开展各级各类研究项目的申报工作,并进行全过程管理,特别是严格就研究项目是否合规履行伦理审查程序。 （Ⅱ）科研管理部门应强化科研人员伦理意识,组织涉及人工智能医学影像科研活动的相关人员进行伦理知识培训、继续教育、学习等。特别是向设计师和开发人员提供培训计划,以确保他们将不断发展的道德考量纳入设计过程和选择中。应建立面向技术人员的正式的考核及认证标准和体系,确保技术开发者与医学研究人员遵守一致的伦理要求。 （Ⅲ）科研管理部门应妥善处理人工智能医学影像科研活动造成的事故或不良社会经济影响。
	1.4　关于数据集建设的若干建议	1.4.a　政府相关部门在推进数据库建设过程中应针对临床专业领域需求。数据库在权威性、科学性、规范性、多样性和动态性方面应有效支撑人工智能医疗器械产品的研究、注册等相关需求。遵从已有规范并补充完善相关数据库建库、样本数据入库、样本数据标注、样本数据使用、数据安全保护等方面的标准规范。
		1.4.b(Ⅰ) 政府相关部门在推进数据库建设过程中,应及时建立数据收集的标准,在合理的范围内尽可能收集有效数据。 1.4.b(Ⅱ) 政府相关部门在推进数据库建设过程中,在数据标准方面应建立数据标注操作规范,明确标注资源管理、标注过程质控、标注质量评估等要求。 1.4.b(Ⅲ) 政府相关部门在推进数据库建设过程中,在数据集成方面应重点关注异构数据源之间不匹配问题,可采取分布式自治的方式进行数据处理,为采用联邦学习等方式进行人工智能医学影像研究活动提供条件。同时,元数据集建设应建立在元数据标准的基础上,通过统一的数据抽取、格式转换、重组、储存,实现对各系统数据的整合。 1.4.b(Ⅳ) 政府相关部门在推进数据库建设过程中,测试数据集应独立于训练数据集。 1.4.b(Ⅴ) 政府相关部门在推进数据库建设过程中,要注重管理规范化,在数据全生命周期过程中(存储、销毁与转移)设立科学机制,促进数据广泛共享。

场景	导则	条目内容
临床	2.1　临床准入环节	2.1.a　医疗机构相关主管部门在引入人工智能医学影像系统的产品或服务时,须遵循相关法律法规和制度,主要包括但不限于:(Ⅰ)卫生部 2010 年 1 月印发的《医疗器械临床使用安全管理规范(试行)》、国家卫生健康委员会 2021 年 3 月 1 日起施行的《医疗器械临床使用管理办法》、相关医疗机构制定的《医疗器械临床准入管理制度》等相关制度。(Ⅱ)应确认其是否获得国家食品药品监督管理局(SFDA)的三类医疗器械的注册认证。
		2.1.b　在人工智能医学影像系统引入前,医疗机构相关主管部门应当对设备引入必要性、设备运作基础条件及环境保障进行评估,对医疗设备使用、维护以及数据管理存储等进行制度保障设计。对于进口人工智能医学影像系统产品,必须做好前期模拟测试和评估工作,充分考虑实践中的适用性问题并提前制定风险规避方案。
		2.1.c　合同:在人工智能医学影像系统准入阶段,医疗机构与产品服务供应商应当明确各自权责。在产品可信可靠等方面,应有明晰表述,并注明后续的追责和赔偿事项。 引入准备:医疗机构相关主管部门应制定相应的宣讲与培训计划,通过在设备引入阶段对人工智能医学影像系统技术原理、操作规范、技术局限等知识进行培训,帮助医生树立正确认知以及规范使用人工智能医学影像系统。对于医生在设备引入过程中的疑问和重点关切,主管部门应及时了解相关情况,并结合工作实际给出有效的指导和建议,保障医生对人工智能医学影像系统具有正确的认知以及较好的接受度。
		2.1.d　医疗机构有关部门应建立完善的全生命周期数据管理制度。涉及患者隐私的数据应尽量以本地方式存储。在数据管理过程中要权责清晰、权责到人。建立完善的数据使用信息档案,避免患者的隐私数据的泄露和侵犯。
		2.1.e　医疗机构有关部门应当定期对使用人工智能医学影像系统的医生制定适应的考核制度,特别注意对医务工作人员独立诊断能力进行考核,避免医务工作人员在工作中过于依赖人工智能医学影像系统而影响了医生自身诊疗水平,特别是青年医生的诊疗能力的提高。医疗机构应当定期对使用该技术的医生进行诊断能力考核,考核指标包括诊断准确率、诊断效率、报告质量等。
		2.1.f　医疗机构有关部门应对人工智能医学影像系统的临床使用情况进行长期、持续性的跟踪评估。
		2.1.g　医疗机构有关部门应积极构建临床人工智能医学影像系统反馈沟通的协作机制。例如,要求医生在检验环节注意对人工智能医学影像系统的误诊和漏诊等情况进行记录,并及时将错误

（续　表）

场景	导则	条 目 内 容
		情况以及去除患者身份信息的数据反馈给供应商,促进技术的持续改进和诊断可靠性的提高。例如,要求厂商研究团队在产品中嵌入监测系统进行自动检测或者辅助检测。此外,可以引入第三方检测机构对人工智能医学影像系统进行综合评估并提供改进方案。
		2.1.h　医疗机构有关部门使用人工智能医学影像系统辅助诊断技术引发医疗损害或医疗事故时,应根据《侵权责任法》《医疗事故处理条例》等相关法律法规以及合同界定产品开发者、医生等多方的具体责任,明确相应的惩罚与赔偿。
	2.2　辅助诊断环节	2.2.a　医生应始终处于决策的主导地位,最终诊断必须由有资质的临床医生确定。
		2.2.b　医生需履行的三个义务:(Ⅰ)充分告知并帮助患者选择适合的诊疗方案。(Ⅱ)作好报告解读及与患者建立良好的沟通。(Ⅲ)提升自身能力,建立正确认知。
	2.3　日常维护环节	2.3.a　注册认证:产品供应商在向医疗机构提供产品服务前,应获得国家食品药品监督管理局(SFDA)的三类医疗器械的注册认证。
		2.3.b　信息披露:产品供应商在向医疗机构提供产品服务时,应提供产品使用手册以及必要的技术信息披露,特别是披露数据来源、算法生成逻辑与方法、临床试验过程与结果以及产品潜在风险等信息。
		2.3.c　跟踪优化:产品供应商应积极与医疗机构协商,拟定产品售后的跟踪检测评估方案,建立透明的沟通渠道与沟通机制。在与医疗机构允许下,产品供应商可在产品中嵌入监测系统进行自动检测或者辅助检测,合理透明地向医疗机构或行业主管部门披露检测数据,同时要注意防范涉及患者数据的潜在隐私泄露风险。
		2.3.d　软件更新登记:产品供应商应根据有关要求,及时进行软件更新。要注意验证与确认与软件更新类型、内容和程度进行相应的更新登记的流程。
教学	3.1　人工智能医学影像教学活动伦理导则	3.1.a　教学活动的核心应当以人为本,增加人文关怀和伦理风险等教学内容。
		3.1.b　教职人员应始终坚持以人为本,充分利用技术优势,不断创新优化教学活动。

总结与展望

　　《人工智能医疗影像伦理手册》围绕人工智能在医疗影像领域的科研、临床应用以及教育教学场景相关伦理问题而编写的书籍。在手册中,我们探讨了人工智能医疗影像的优势和挑战,包括对患者数据隐私的保护、对机器代码的透明度和鲁棒性、对医院的利润结构的影响以及对医务人员的培训和技能水平的提升等多个层次。并对于政府、研发团队、医生、患者及医疗机构等多方面的伦理方向的行动建议。以期推动人工智能医疗影像更为负责任的研发和应用,能够更好地满足患者需求,提升整体医疗水平。

　　在未来的发展中,人工智能医疗影像也将面临更多的挑战和机遇。医疗机构需要采取更严格约束与审核准则来确保患者隐私保护;医务人员需要接受更完善的技能培训以适应新技术工具的应用需求;政府需要制定更加公关公正的法律法规以保护相关各方的利益。总之,我们期望未来人工智能医疗影像的研究能够以更为安全、透明、公正地方向持续发展。在目前的研究中,科学家开始提出提升人工智能系统的鲁棒性、可解释性、公平性以及隐私保护等方向，以推进人工智能医学影像研究更加合乎伦理成为当前领域的研究前沿和重点方向。

我们相信未来在多方努力下，人工智能医疗影像将会更加智能化、自动化和公正化。人工智能算法的不断成熟和发展将进一步提高医疗诊断的准确性和效率，同时也将更好地维护医疗行业的公正性和透明度。

更完整的数据集：未来医疗领域的数据集将会逐渐扩大，包括更多的人工智能认证、临床试验和实际医疗应用数据。这将为人工智能算法的训练和修订提供更多的可信数据。

更加智能的人工智能算法：未来算法将会更加智能化，能够自动推理、自动推断和自我学习。这将进一步提升算法的可靠性和准确性。

更公正的医疗体系：未来的医疗体系将更加注重公正和透明，旨在满足病人的患病需求，并保护病人的人权和隐私。政府和医管机构将积极推进相关立法、监管和管理，督促更严格的医疗行业自律。

总之，未来是医疗行业服务变革的时代。人工智能技术将成为医疗行业核心技术之一，未来的医疗影像研究将会取得更大的进步与发展，这将给每个人带来更加健康的未来。

最后要特别感谢张涵、李源、肖迪、李阳同学对本书的卓越贡献！

附件 1:重要参考文件清单

（一）伦理原则

1. 美国国家保护生物医药和行为研究受试者委员会《贝尔蒙报告》（1978 年 4 月发布）

2. 世界卫生组织《生物医学研究审查伦理委员会操作指南》（2000 年发布）

3. 世界医学会《世界医学大会赫尔辛基宣言》（2013 年 10 月第 64 届世界医学大会修订）

4. 世界卫生组织、国际医学科学组织委员会（CIOMS）《人体生物医学研究国际伦理指南》（2016 年 4 月发布修订版）

5. 生命未来研究所《阿西洛马人工智能原则》（2017 年 1 月 Beneficial AI 会议发布）

6. 蒙特利尔大学《人工智能负责任发展蒙特利尔宣言》（2018 年 12 月

NeurIPS 神经信息处理系统大会发布）

7. 欧盟委员会《可信人工智能伦理指南》（2018 年 12 月发布）

8. 电气与电子工程师协会（IEEE）《人工智能设计的伦理准则》（修订版，2019 年 3 月发布）

9. 国家新一代人工智能治理专业委员会《新一代人工智能治理原则——发展负责任的人工智能》（2019 年 6 月发布）

10. 国家新一代人工智能治理专业委员会《新一代人工智能伦理规范》（2021 年 9 月发布）

（二）国家战略与规划

1. 国务院《关于促进和规范健康医疗大数据应用发展的指导意见》（2016 年 6 月发布）

2. 国务院《"十三五"国家信息化规划》（2016 年 12 月发布）

3. 科技部、卫计委、药监局等《"十三五"卫生与健康科技创新专项规划》（2017 年 6 月联合发布）

4. 国务院《新一代人工智能发展规划》（2017 年 7 月发布）

5. 工信部《促进新一代人工智能产业发展三年行动计划》（2017 年 12 月发布）

6. 卫健委《关于深入开展"互联网＋医疗健康"便民惠民活动的通知》（2018 年 7 月发布）

7. 国务院《关于促进人工智能和实体经济深度融合的指导意见》（2019 年 3 月发布）

8. 科技部《国家新一代人工智能开放创新平台建设工作指引》（2019

年8月发布)

9. 卫健委《涉及人的临床研究伦理审查委员会建设指南(2020版)》(2020年10月发布)

10. 工信部、药监局《关于组织开展人工智能医疗器械创新任务揭榜工作的通知》(2021年10月发布)

(三) 法律法规及政策规范

1. 国务院《医疗事故处理条例》(2002年2月通过)

2. 《侵权责任法》(2009年12月通过)注:2020年5月28日,十三届全国人大三次会议表决通过了《中华人民共和国民法典》,自2021年1月1日起施行。《中华人民共和国侵权责任法》同时废止。《中华人民共和国民法典·第七编　侵权责任》

3. 卫健委《医疗器械临床使用安全管理规范(试行)》(2013年6月发布)

4. 卫健委《涉及人的生物医学研究伦理审查办法》(2016年10月发布)

5. 药监局《医疗器械标准管理办法》(2017年2月发布)

6. 药监局《医疗器械标准制修订工作管理规范》(2017年12月发布)

7. 卫计委《人工智能辅助诊断技术管理规范(2017年版)》(2017年12月发布)

8. 卫健委《全国医院信息化建设标准与规范(试行)》(2018年4月发布)

9. 卫健委《国家健康医疗大数据标准、安全和服务管理办法(试行)》(2018年7月发布)

10. 药监局、卫健委《药物临床试验质量管理规范》(2020年4月发布)

11. 国务院《医疗器械监督管理条例》(2020年12月通过)

12. 卫健委《医疗器械临床使用管理办法》(2020 年 12 月发布)

13. 卫健委《涉及人的生命科学和医学研究伦理审查办法》(2021 年 3 月发布)

14. 《数据安全法》(2021 年 6 月通过)

15. 《个人信息保护法》(2021 年 8 月通过)

(四) 指南与标准

1. 国家药监局《药物临床试验伦理审查工作指导原则》(2010 年 11 月发布)

2. 《2013 临床试验方案规范指南(SPIRIT2013)》

3. 国家药监局《深度学习辅助决策医疗器械软件审评要点》(2019 年 7 月发布)

4. 《人工智能干预临床试验研究方案报告规范指南:SPIRIT-AI 扩展版(2020)》

5. 国家标准 GB/T 39725 - 2020《信息安全技术健康医疗数据安全指南》

6. 团体标准 T/CESA 1109 - 2020《智能医疗影像辅助诊断系统技术要求和测试评价方法》

7. 中国食品药品检定研究院《人工智能医疗器械质量要求和评价第一部分,第二部分(征求意见稿)》(2020 年 7 月发布)

8. 世界卫生组织《世界卫生组织卫生健康领域人工智能伦理与治理指南》(2021 年 6 月发布)

9. 国家药监局《人工智能类医用软件产品分类界定指导原则》(2021

年 7 月发布）

10. 国家药监局《2021 年医疗器械行业标准制修订计划项目》（2021
年 7 月发布）

11. 国家药监局《人工智能医疗器械注册审查指导原则》（2022 年 3 月
发布）

（五）倡议与共识

1. 中国超声医师协会《中国超声医学人工智能（USAI）行为准则‐北
京宣言》（2018 年 10 月发布）

2. 北京智源人工智能研究院联合北京大学、清华大学、中国科学院自
动化研究所、中国科学院计算技术研究所等单位《人工智能北京共识》
（2019 年 5 月发布）

3. 中华医学会核医学分会分子影像人工智能工作委员会《分子影像
人工智能专家共识(2019 版)》（2019 年 12 月发布）

附件2：相关重要政策汇总

（一）《新一代人工智能治理原则——发展负责任的人工智能》*

（2019 年 6 月）

全球人工智能发展进入新阶段，呈现出跨界融合、人机协同、群智开放等新特征，正在深刻改变人类社会生活、改变世界。为促进新一代人工智能健康发展，更好协调发展与治理的关系，确保人工智能安全可靠可控，推动经济、社会及生态可持续发展，共建人类命运共同体，人工智能发展相关各方应遵循以下原则：

一、和谐友好。人工智能发展应以增进人类共同福祉为目标；应符合人类的价值观和伦理道德，促进人机和谐，服务人类文明进步；应以保障社

---

* 科技部.国家新一代人工智能治理专业委员会.新一代人工智能治理原则——发展负责任的人工智能［EB/OL］.（2019－06－17）［2021－11－21］. https://www.most.gov.cn/kjbgz/201906/t20190617_147107.html.

会安全、尊重人类权益为前提,避免误用,禁止滥用、恶用。

二、公平公正。人工智能发展应促进公平公正,保障利益相关者的权益,促进机会均等。通过持续提高技术水平、改善管理方式,在数据获取、算法设计、技术开发、产品研发和应用过程中消除偏见和歧视。

三、包容共享。人工智能应促进绿色发展,符合环境友好、资源节约的要求;应促进协调发展,推动各行各业转型升级,缩小区域差距;应促进包容发展,加强人工智能教育及科普,提升弱势群体适应性,努力消除数字鸿沟;应促进共享发展,避免数据与平台垄断,鼓励开放有序竞争。

四、尊重隐私。人工智能发展应尊重和保护个人隐私,充分保障个人的知情权和选择权。在个人信息的收集、存储、处理、使用等各环节应设置边界,建立规范。完善个人数据授权撤销机制,反对任何窃取、篡改、泄露和其他非法收集利用个人信息的行为。

五、安全可控。人工智能系统应不断提升透明性、可解释性、可靠性、可控性,逐步实现可审核、可监督、可追溯、可信赖。高度关注人工智能系统的安全,提高人工智能鲁棒性及抗干扰性,形成人工智能安全评估和管控能力。

六、共担责任。人工智能研发者、使用者及其他相关方应具有高度的社会责任感和自律意识,严格遵守法律法规、伦理道德和标准规范。建立人工智能问责机制,明确研发者、使用者和受用者等的责任。人工智能应用过程中应确保人类知情权,告知可能产生的风险和影响。防范利用人工智能进行非法活动。

七、开放协作。鼓励跨学科、跨领域、跨地区、跨国界的交流合作,推动国际组织、政府部门、科研机构、教育机构、企业、社会组织、公众在人工智能发展与治理中的协调互动。开展国际对话与合作,在充分尊重各国人工智能治理原则和实践的前提下，推动形成具有广泛共识的国际人工智能治理框架和标准规范。

八、敏捷治理。尊重人工智能发展规律，在推动人工智能创新发展、有序发展的同时，及时发现和解决可能引发的风险。不断提升智能化技术手段，优化管理机制，完善治理体系，推动治理原则贯穿人工智能产品和服务的全生命周期。对未来更高级人工智能的潜在风险持续开展研究和预判，确保人工智能始终朝着有利于社会的方向发展。

（二）《新一代人工智能伦理规范》*

（2021 年 9 月）

新一代人工智能伦理规范为深入贯彻《新一代人工智能发展规划》，细化落实《新一代人工智能治理原则》，增强全社会的人工智能伦理意识与行为自觉，积极引导负责任的人工智能研发与应用活动，促进人工智能健康发展，制定本规范。

第一章　总则

第一条　本规范旨在将伦理道德融入人工智能全生命周期，促进公平、公正、和谐、安全，避免偏见、歧视、隐私和信息泄露等问题。

第二条　本规范适用于从事人工智能管理、研发、供应、使用等相关活动的自然人、法人和其他相关机构等。（一）管理活动主要指人工智能相关的战略规划、政策法规和技术标准制定实施，资源配置以及监督审查等。（二）研发活动主要指人工智能相关的科学研究、技术开发、产品研制等。

---

* 科技部. 国家新一代人工智能治理专业委员会. 新一代人工智能伦理规范［EB/OL］.（2021 - 09 - 25）［2021 - 11 - 21］. https://www.most.gov.cn/kjbgz/202109/t20210926_177063.html.

(三)供应活动主要指人工智能产品与服务相关的生产、运营、销售等。

(四)使用活动主要指人工智能产品与服务相关的采购、消费、操作等。

第三条　人工智能各类活动应遵循以下基本伦理规范。(一)增进人类福祉。坚持以人为本,遵循人类共同价值观,尊重人权和人类根本利益诉求,遵守国家或地区伦理道德。坚持公共利益优先,促进人机和谐友好,改善民生,增强获得感幸福感,推动经济、社会及生态可持续发展,共建人类命运共同体。(二)促进公平公正。坚持普惠性和包容性,切实保护各相关主体合法权益,推动全社会公平共享人工智能带来的益处,促进社会公平正义和机会均等。在提供人工智能产品和服务时,应充分尊重和帮助弱势群体、特殊群体,并根据需要提供相应替代方案。(三)保护隐私安全。充分尊重个人信息知情、同意等权利,依照合法、正当、必要和诚信原则处理个人信息,保障个人隐私与数据安全,不得损害个人合法数据权益,不得以窃取、篡改、泄露等方式非法收集利用个人信息,不得侵害个人隐私权。(四)确保可控可信。保障人类拥有充分自主决策权,有权选择是否接受人工智能提供的服务,有权随时退出与人工智能的交互,有权随时中止人工智能系统的运行,确保人工智能始终处于人类控制之下。(五)强化责任担当。坚持人类是最终责任主体,明确利益相关者的责任,全面增强责任意识,在人工智能全生命周期各环节自省自律,建立人工智能问责机制,不回避责任审查,不逃避应负责任。(六)提升伦理素养。积极学习和普及人工智能伦理知识,客观认识伦理问题,不低估不夸大伦理风险。主动开展或参与人工智能伦理问题讨论,深入推动人工智能伦理治理实践,提升应对能力。

第四条　人工智能特定活动应遵守的伦理规范包括管理规范、研发规范、供应规范和使用规范。

第二章　管理规范

第五条　推动敏捷治理。尊重人工智能发展规律，充分认识人工智能的潜力与局限，持续优化治理机制和方式，在战略决策、制度建设、资源配置过程中，不脱离实际、不急功近利，有序推动人工智能健康和可持续发展。

第六条　积极实践示范。遵守人工智能相关法规、政策和标准，主动将人工智能伦理道德融入管理全过程，率先成为人工智能伦理治理的实践者和推动者，及时总结推广人工智能治理经验，积极回应社会对人工智能的伦理关切。

第七条　正确行权用权。明确人工智能相关管理活动的职责和权力边界，规范权力运行条件和程序。充分尊重并保障相关主体的隐私、自由、尊严、安全等权利及其他合法权益，禁止权力不当行使对自然人、法人和其他组织合法权益造成侵害。

第八条　加强风险防范。增强底线思维和风险意识，加强人工智能发展的潜在风险研判，及时开展系统的风险监测和评估，建立有效的风险预警机制，提升人工智能伦理风险管控和处置能力。

第九条　促进包容开放。充分重视人工智能各利益相关主体的权益与诉求，鼓励应用多样化的人工智能技术解决经济社会发展实际问题，鼓励跨学科、跨领域、跨地区、跨国界的交流与合作，推动形成具有广泛共识的人工智能治理框架和标准规范。

第三章　研发规范

第十条　强化自律意识。加强人工智能研发相关活动的自我约束，主动将人工智能伦理道德融入技术研发各环节，自觉开展自我审查，加强自我管理，不从事违背伦理道德的人工智能研发。

第十一条　提升数据质量。在数据收集、存储、使用、加工、传输、提供、公开等环节,严格遵守数据相关法律、标准与规范,提升数据的完整性、及时性、一致性、规范性和准确性等。

第十二条　增强安全透明。在算法设计、实现、应用等环节,提升透明性、可解释性、可理解性、可靠性、可控性,增强人工智能系统的韧性、自适应性和抗干扰能力,逐步实现可验证、可审核、可监督、可追溯、可预测、可信赖。

第十三条　避免偏见歧视。在数据采集和算法开发中,加强伦理审查,充分考虑差异化诉求,避免可能存在的数据与算法偏见,努力实现人工智能系统的普惠性、公平性和非歧视性。

第四章　供应规范

第十四条　尊重市场规则。严格遵守市场准入、竞争、交易等活动的各种规章制度,积极维护市场秩序,营造有利于人工智能发展的市场环境,不得以数据垄断、平台垄断等破坏市场有序竞争,禁止以任何手段侵犯其他主体的知识产权。

第十五条　加强质量管控。强化人工智能产品与服务的质量监测和使用评估,避免因设计和产品缺陷等问题导致的人身安全、财产安全、用户隐私等侵害,不得经营、销售或提供不符合质量标准的产品与服务。

第十六条　保障用户权益。在产品与服务中使用人工智能技术应明确告知用户,应标识人工智能产品与服务的功能与局限,保障用户知情、同意等权利。为用户选择使用或退出人工智能模式提供简便易懂的解决方案,不得为用户平等使用人工智能设置障碍。

第十七条　强化应急保障。研究制定应急机制和损失补偿方案或措施,及时监测人工智能系统,及时响应和处理用户的反馈信息,及时防范系统性故障,随时准备协助相关主体依法依规对人工智能系统进行干预,减少损失,规避风险。

第五章　使用规范

第十八条　提倡善意使用。加强人工智能产品与服务使用前的论证和评估,充分了解人工智能产品与服务带来的益处,充分考虑各利益相关主体的合法权益,更好促进经济繁荣、社会进步和可持续发展。

第十九条　避免误用滥用。充分了解人工智能产品与服务的适用范围和负面影响,切实尊重相关主体不使用人工智能产品或服务的权利,避免不当使用和滥用人工智能产品与服务,避免非故意造成对他人合法权益的损害。

第二十条　禁止违规恶用。禁止使用不符合法律法规、伦理道德和标准规范的人工智能产品与服务,禁止使用人工智能产品与服务从事不法活动,严禁危害国家安全、公共安全和生产安全,严禁损害社会公共利益等。

第二十一条　及时主动反馈。积极参与人工智能伦理治理实践,对使用人工智能产品与服务过程中发现的技术安全漏洞、政策法规真空、监管滞后等问题,应及时向相关主体反馈,并协助解决。

第二十二条　提高使用能力。积极学习人工智能相关知识,主动掌握人工智能产品与服务的运营、维护、应急处置等各使用环节所需技能,确保人工智能产品与服务安全使用和高效利用。

第六章　组织实施

第二十三条　本规范由国家新一代人工智能治理专业委员会发布,并负责解释和指导实施。

第二十四条　各级管理部门、企业、高校、科研院所、协会学会和其他相关机构可依据本规范,结合实际需求,制订更为具体的伦理规范和相关措施。

第二十五条　本规范自公布之日起施行，并根据经济社会发展需求和人工智能发展情况适时修订。

（三）关于加强科技伦理治理的意见[*]

（2022 年 3 月）

科技伦理是开展科学研究、技术开发等科技活动需要遵循的价值理念和行为规范，是促进科技事业健康发展的重要保障。当前，我国科技创新快速发展，面临的科技伦理挑战日益增多，但科技伦理治理仍存在体制机制不健全、制度不完善、领域发展不均衡等问题，已难以适应科技创新发展的现实需要。为进一步完善科技伦理体系，提升科技伦理治理能力，有效防控科技伦理风险，不断推动科技向善、造福人类，实现高水平科技自立自强，现就加强科技伦理治理提出如下意见。

一、总体要求

（一）指导思想。以习近平新时代中国特色社会主义思想为指导，深入贯彻党的十九大和十九届历次全会精神，坚持和加强党中央对科技工作的集中统一领导，加快构建中国特色科技伦理体系，健全多方参与、协同共治的科技伦理治理体制机制，坚持促进创新与防范风险相统一、制度规范与自我约束相结合，强化底线思维和风险意识，建立完善符合我国国情、与国际接轨的科技伦理制度，塑造科技向善的文化理念和保障机制，努力实现科技创新高质量发展与高水平安全良性互动，促进我国科技事业健康发

---

[*] 中共中央办公厅、国务院办公厅. 关于加强科技伦理治理的意见［EB/OL］.（2022 - 03 - 20）［2022 - 04 - 15］. http://www.gov.cn/zhengce/2022-03/20/content_5680105.htm.

展，为增进人类福祉、推动构建人类命运共同体提供有力科技支撑。

（二）治理要求

——伦理先行。加强源头治理，注重预防，将科技伦理要求贯穿科学研究、技术开发等科技活动全过程，促进科技活动与科技伦理协调发展、良性互动，实现负责任的创新。

——依法依规。坚持依法依规开展科技伦理治理工作，加快推进科技伦理治理法律制度建设。

——敏捷治理。加强科技伦理风险预警与跟踪研判，及时动态调整治理方式和伦理规范，快速、灵活应对科技创新带来的伦理挑战。

——立足国情。立足我国科技发展的历史阶段及社会文化特点，遵循科技创新规律，建立健全符合我国国情的科技伦理体系。

——开放合作。坚持开放发展理念，加强对外交流，建立多方协同合作机制，凝聚共识，形成合力。积极推进全球科技伦理治理，贡献中国智慧和中国方案。

二、明确科技伦理原则

（一）增进人类福祉。科技活动应坚持以人民为中心的发展思想，有利于促进经济发展、社会进步、民生改善和生态环境保护，不断增强人民获得感、幸福感、安全感，促进人类社会和平发展和可持续发展。

（二）尊重生命权利。科技活动应最大限度避免对人的生命安全、身体健康、精神和心理健康造成伤害或潜在威胁，尊重人格尊严和个人隐私，保障科技活动参与者的知情权和选择权。使用实验动物应符合"减少、替代、优化"等要求。

（三）坚持公平公正。科技活动应尊重宗教信仰、文化传统等方面的差异，公平、公正、包容地对待不同社会群体，防止歧视和偏见。

（四）合理控制风险。科技活动应客观评估和审慎对待不确定性和技术应用的风险，力求规避、防范可能引发的风险，防止科技成果误用、滥用，避免危及社会安全、公共安全、生物安全和生态安全。

（五）保持公开透明。科技活动应鼓励利益相关方和社会公众合理参与，建立涉及重大、敏感伦理问题的科技活动披露机制。公布科技活动相关信息时应提高透明度，做到客观真实。

三、健全科技伦理治理体制

（一）完善政府科技伦理管理体制。国家科技伦理委员会负责指导和统筹协调推进全国科技伦理治理体系建设工作。科技部承担国家科技伦理委员会秘书处日常工作，国家科技伦理委员会各成员单位按照职责分工负责科技伦理规范制定、审查监管、宣传教育等相关工作。各地方、相关行业主管部门按照职责权限和隶属关系具体负责本地方、本系统科技伦理治理工作。

（二）压实创新主体科技伦理管理主体责任。高等学校、科研机构、医疗卫生机构、企业等单位要履行科技伦理管理主体责任，建立常态化工作机制，加强科技伦理日常管理，主动研判、及时化解本单位科技活动中存在的伦理风险；根据实际情况设立本单位的科技伦理（审查）委员会，并为其独立开展工作提供必要条件。从事生命科学、医学、人工智能等科技活动的单位，研究内容涉及科技伦理敏感领域的，应设立科技伦理（审查）委员会。

（三）发挥科技类社会团体的作用。推动设立中国科技伦理学会，健全科技伦理治理社会组织体系，强化学术研究支撑。相关学会、协会、研究会等科技类社会团体要组织动员科技人员主动参与科技伦理治理，促进行业自律，加强与高等学校、科研机构、医疗卫生机构、企业等的合作，开展科技伦理知识宣传普及，提高社会公众科技伦理意识。

（四）引导科技人员自觉遵守科技伦理要求。科技人员要主动学习科技伦理知识，增强科技伦理意识，自觉践行科技伦理原则，坚守科技伦理底线，发现违背科技伦理要求的行为，要主动报告、坚决抵制。科技项目（课题）负责人要严格按照科技伦理审查批准的范围开展研究，加强对团队成员和项目（课题）研究实施全过程的伦理管理，发布、传播和应用涉及科技伦理敏感问题的研究成果应当遵守有关规定、严谨审慎。

四、加强科技伦理治理制度保障

（一）制定完善科技伦理规范和标准。制定生命科学、医学、人工智能等重点领域的科技伦理规范、指南等，完善科技伦理相关标准，明确科技伦理要求，引导科技机构和科技人员合规开展科技活动。

（二）建立科技伦理审查和监管制度。明晰科技伦理审查和监管职责，完善科技伦理审查、风险处置、违规处理等规则流程。建立健全科技伦理（审查）委员会的设立标准、运行机制、登记制度、监管制度等，探索科技伦理（审查）委员会认证机制。

（三）提高科技伦理治理法治化水平。推动在科技创新的基础性立法中对科技伦理监管、违规查处等治理工作作出明确规定，在其他相关立法中落实科技伦理要求。"十四五"期间，重点加强生命科学、医学、人工智能等领域的科技伦理立法研究，及时推动将重要的科技伦理规范上升为国家法律法规。对法律已有明确规定的，要坚持严格执法、违法必究。

（四）加强科技伦理理论研究。支持相关机构、智库、社会团体、科技人员等开展科技伦理理论探索，加强对科技创新中伦理问题的前瞻研究，积极推动、参与国际科技伦理重大议题研讨和规则制定。

五、强化科技伦理审查和监管

（一）严格科技伦理审查。开展科技活动应进行科技伦理风险评估或审查。涉及人、实验动物的科技活动,应当按规定由本单位科技伦理(审查)委员会审查批准,不具备设立科技伦理(审查)委员会条件的单位,应委托其他单位科技伦理(审查)委员会开展审查。科技伦理(审查)委员会要坚持科学、独立、公正、透明原则,开展对科技活动的科技伦理审查、监督与指导,切实把好科技伦理关。探索建立专业性、区域性科技伦理审查中心。逐步建立科技伦理审查结果互认机制。

建立健全突发公共卫生事件等紧急状态下的科技伦理应急审查机制,完善应急审查的程序、规则等,做到快速响应。

(二)加强科技伦理监管。各地方、相关行业主管部门要细化完善本地方、本系统科技伦理监管框架和制度规范,加强对各单位科技伦理(审查)委员会和科技伦理高风险科技活动的监督管理,建立科技伦理高风险科技活动伦理审查结果专家复核机制,组织开展对重大科技伦理案件的调查处理,并利用典型案例加强警示教育。从事科技活动的单位要建立健全科技活动全流程科技伦理监管机制和审查质量控制、监督评价机制,加强对科技伦理高风险科技活动的动态跟踪、风险评估和伦理事件应急处置。国家科技伦理委员会研究制定科技伦理高风险科技活动清单。开展科技伦理高风险科技活动应按规定进行登记。

财政资金设立的科技计划(专项、基金等)应加强科技伦理监管,监管全面覆盖指南编制、审批立项、过程管理、结题验收、监督评估等各个环节。

加强对国际合作研究活动的科技伦理审查和监管。国际合作研究活动应符合合作各方所在国家的科技伦理管理要求,并通过合作各方所在国家的科技伦理审查。对存在科技伦理高风险的国际合作研究活动,由地方和相关行业主管部门组织专家对科技伦理审查结果开展复核。

(三)监测预警科技伦理风险。相关部门要推动高等学校、科研机构、医疗卫生机构、社会团体、企业等完善科技伦理风险监测预警机制，跟踪新兴科技发展前沿动态，对科技创新可能带来的规则冲突、社会风险、伦理挑战加强研判、提出对策。

（四）严肃查处科技伦理违法违规行为。高等学校、科研机构、医疗卫生机构、企业等是科技伦理违规行为单位内部调查处理的第一责任主体，应制定完善本单位调查处理相关规定，及时主动调查科技伦理违规行为，对情节严重的依法依规严肃追责问责；对单位及其负责人涉嫌科技伦理违规行为的，由上级主管部门调查处理。各地方、相关行业主管部门按照职责权限和隶属关系，加强对本地方、本系统科技伦理违规行为调查处理的指导和监督。

任何单位、组织和个人开展科技活动不得危害社会安全、公共安全、生物安全和生态安全，不得侵害人的生命安全、身心健康、人格尊严，不得侵犯科技活动参与者的知情权和选择权，不得资助违背科技伦理要求的科技活动。相关行业主管部门、资助机构或责任人所在单位要区分不同情况，依法依规对科技伦理违规行为责任人给予责令改正，停止相关科技活动，追回资助资金，撤销获得的奖励、荣誉，取消相关从业资格，禁止一定期限内承担或参与财政性资金支持的科技活动等处理。科技伦理违规行为责任人属于公职人员的依法依规给予处分，属于党员的依规依纪给予党纪处分；涉嫌犯罪的依法予以惩处。

六、深入开展科技伦理教育和宣传

（一）重视科技伦理教育。将科技伦理教育作为相关专业学科本专科生、研究生教育的重要内容，鼓励高等学校开设科技伦理教育相关课程，教育青年学生树立正确的科技伦理意识，遵守科技伦理要求。完善科技伦理人才培养机制，加快培养高素质、专业化的科技伦理人才队伍。

（二）推动科技伦理培训机制化。将科技伦理培训纳入科技人员入职培训、承担科研任务、学术交流研讨等活动,引导科技人员自觉遵守科技伦理要求,开展负责任的研究与创新。行业主管部门、各地方和相关单位应定期对科技伦理（审查）委员会成员开展培训,增强其履职能力,提升科技伦理审查质量和效率。

（三）抓好科技伦理宣传。开展面向社会公众的科技伦理宣传,推动公众提升科技伦理意识,理性对待科技伦理问题。鼓励科技人员就科技创新中的伦理问题与公众交流。对存在公众认知差异、可能带来科技伦理挑战的科技活动,相关单位及科技人员等应加强科学普及,引导公众科学对待。新闻媒体应自觉提高科技伦理素养,科学、客观、准确地报道科技伦理问题,同时要避免把科技伦理问题泛化。鼓励各类学会、协会、研究会等搭建科技伦理宣传交流平台,传播科技伦理知识。

各地区各有关部门要高度重视科技伦理治理,细化落实党中央、国务院关于健全科技伦理体系,加强科技伦理治理的各项部署,完善组织领导机制,明确分工,加强协作,扎实推进实施,有效防范科技伦理风险。相关行业主管部门和各地方要定期向国家科技伦理委员会报告履行科技伦理监管职责工作情况并接受监督。

（四）涉及人的生命科学和医学研究伦理审查办法

（2023 年 2 月）

第一章　总则

第一条　为保护人的生命和健康,维护人格尊严,尊重和保护研究参与者的合法权益,促进生命科学和医学研究健康发展,规范涉及人的生命科学和医学研究伦理审查工作，依据《中华人民共和国民法典》《中华人民共和国基本医疗卫生与健康促进法》《中华人民共和国科学技术进步法》《中华人民共和国生物安全法》《中华人民共和国人类遗传资源管理条例》等，制定本办法。

第二条　本办法适用于在中华人民共和国境内的医疗卫生机构、高等学校、科研院所等开展涉及人的生命科学和医学研究伦理审查工作。

第三条　本办法所称涉及人的生命科学和医学研究是指以人为受试者或者使用人（统称研究参与者）的生物样本、信息数据（包括健康记录、行为等）开展的以下研究活动：

（一）采用物理学、化学、生物学、中医药学等方法对人的生殖、生长、发育、衰老等进行研究的活动；

（二）采用物理学、化学、生物学、中医药学、心理学等方法对人的生理、心理行为、病理现象、疾病病因和发病机制，以及疾病的预防、诊断、治疗和康复等进行研究的活动；

（三）采用新技术或者新产品在人体上进行试验研究的活动；

（四）采用流行病学、社会学、心理学等方法收集、记录、使用、报告或者储存有关人的涉及生命科学和医学问题的生物样本、信息数据（包括健康记录、行为等）等科学研究资料的活动。

第四条　伦理审查工作及相关人员应当遵守中华人民共和国宪法、法律和有关法规。涉及人的生命科学和医学研究应当尊重研究参与者，遵循有益、不伤害、公正的原则，保护隐私权及个人信息。

第二章　伦理审查委员会

第五条　开展涉及人的生命科学和医学研究的二级以上医疗机构和设区的市级以上卫生机构（包括疾病预防控制、妇幼保健、采供血机构等）、高等学校、科研院所等机构是伦理审查工作的管理责任主体,应当设立伦理审查委员会,开展涉及人的生命科学和医学研究伦理审查,定期对从事涉及人的生命科学和医学研究的科研人员、学生、科研管理人员等相关人员进行生命伦理教育和培训。

第六条　机构应当采取有效措施、提供资源确保伦理审查委员会工作的独立性。

第七条　伦理审查委员会对涉及人的生命科学和医学研究进行伦理审查,包括初始审查和跟踪审查;受理研究参与者的投诉并协调处理,确保研究不会将研究参与者置于不合理的风险之中;组织开展相关伦理审查培训,提供伦理咨询。

第八条　伦理审查委员会的委员应当从生命科学、医学、生命伦理学、法学等领域的专家和非本机构的社会人士中遴选产生,人数不得少于 7 人,并且应当有不同性别的委员,民族地区应当考虑少数民族委员。

伦理审查委员会委员应当具备相应的伦理审查能力,定期接受生命科学和医学研究伦理知识及相关法律法规知识培训。

必要时,伦理审查委员会可以聘请独立顾问,对所审查研究的特定问题提供专业咨询意见。独立顾问不参与表决,不得存在利益冲突。

第九条　伦理审查委员会委员任期不超过 5 年,可以连任。伦理审查委员会设主任委员 1 人,副主任委员若干人,由伦理审查委员会委员协商推举或者选举产生,由机构任命。

第十条　伦理审查委员会委员、独立顾问及其工作人员应当签署保密协议,承诺对伦理审查工作中获知的敏感信息履行保密义务。

第十一条　伦理审查委员会应当接受所在机构的管理和研究参与者的监督。

第十二条　伦理审查委员会应当建立伦理审查工作制度、标准操作规程，健全利益冲突管理机制和伦理审查质量控制机制，保证伦理审查过程独立、客观、公正。

伦理审查委员会应预先制定疫情暴发等突发事件紧急情况下的伦理审查制度，明确审查时限。

第十三条　机构应当在伦理审查委员会设立之日起 3 个月内进行备案，并在国家医学研究登记备案信息系统上传信息。医疗卫生机构向本机构的执业登记机关备案。其他机构按行政隶属关系向上级主管部门备案。伦理审查委员会应当于每年 3 月 31 日前向备案机关提交上一年度伦理审查委员会工作报告。

伦理审查委员会备案材料包括：

（一）人员组成名单和委员工作简历；

（二）伦理审查委员会章程；

（三）工作制度或者相关工作规程；

（四）备案机关要求提供的其他相关材料。

以上信息发生变化时，机构应当及时向备案机关更新信息。

第十四条　机构开展涉及人的生命科学和医学研究未设立伦理审查委员会或者伦理审查委员会无法胜任审查需要的，机构可以书面形式委托有能力的机构伦理审查委员会或者区域伦理审查委员会开展伦理审查。受委托的伦理审查委员会应当对审查的研究进行跟踪审查。医疗卫生机构应当委托不低于其等级的医疗卫生机构的伦理审查委员会或者区域伦理审查委员会开展伦理审查。

省级卫生健康主管部门会同有关部门制定区域伦理审查委员会的建设和管理办法。区域伦理审查委员会向省级卫生健康主管部门备案，并在国家医学研究登记备案信息系统上传信息。

第三章　伦理审查

第十五条　伦理审查一般采取伦理审查委员会会议审查的方式。

第十六条　伦理审查委员会应当要求研究者提供审查所需材料,并在受理后 30 天内开展伦理审查并出具审查意见。

情况紧急的,应当及时开展伦理审查。在疫情暴发等突发事件紧急情况下,一般在 72 小时内开展伦理审查、出具审查意见,并不得降低伦理审查的要求和质量。

第十七条　涉及人的生命科学和医学研究应当具有科学价值和社会价值,不得违反国家相关法律法规,遵循国际公认的伦理准则,不得损害公共利益,并符合以下基本要求:

(一)控制风险。研究的科学和社会利益不得超越对研究参与者人身安全与健康权益的考虑。研究风险受益比应当合理,使研究参与者可能受到的风险最小化;

(二)知情同意。尊重和保障研究参与者或者研究参与者监护人的知情权和参加研究的自主决定权,严格履行知情同意程序,不允许使用欺骗、利诱、胁迫等手段使研究参与者或者研究参与者监护人同意参加研究,允许研究参与者或者研究参与者监护人在任何阶段无条件退出研究;

(三)公平公正。应当公平、合理地选择研究参与者,入选与排除标准具有明确的科学依据,公平合理分配研究受益、风险和负担;

(四)免费和补偿、赔偿。对研究参与者参加研究不得收取任何研究相关的费用,对于研究参与者在研究过程中因参与研究支出的合理费用应当给予适当补偿。研究参与者受到研究相关损害时,应当得到及时、免费的治疗,并依据法律法规及双方约定得到补偿或者赔偿;

（五）保护隐私权及个人信息。切实保护研究参与者的隐私权，如实将研究参与者个人信息的收集、储存、使用及保密措施情况告知研究参与者并得到许可，未经研究参与者授权不得将研究参与者个人信息向第三方透露；

（六）特殊保护。对涉及儿童、孕产妇、老年人、智力障碍者、精神障碍者等特定群体的研究参与者，应当予以特别保护；对涉及受精卵、胚胎、胎儿或者可能受辅助生殖技术影响的，应当予以特别关注。

第十八条 涉及人的生命科学和医学研究的研究者在申请初始伦理审查时应当向伦理审查委员会提交下列材料：

（一）研究材料诚信承诺书；

（二）伦理审查申请表；

（三）研究人员信息、研究所涉及的相关机构的合法资质证明以及研究经费来源说明；

（四）研究方案、相关资料，包括文献综述、临床前研究和动物实验数据等资料；

（五）知情同意书；

（六）生物样本、信息数据的来源证明；

（七）科学性论证意见；

（八）利益冲突申明；

（九）招募广告及其发布形式；

（十）研究成果的发布形式说明；

（十一）伦理审查委员会认为需要提交的其他相关材料。

第十九条 伦理审查委员会收到申请材料后，应当及时受理、组织初始审查。重点审查以下内容：

（一）研究是否违反法律法规、规章及有关规定的要求；

（二）研究者的资格、经验、技术能力等是否符合研究要求；

（三）研究方案是否科学、具有社会价值，并符合伦理原则的要求；中医药研究方案的审查，还应当考虑其传统实践经验；

（四）研究参与者可能遭受的风险与研究预期的受益相比是否在合理范围之内；

（五）知情同意书提供的有关信息是否充分、完整、易懂，获得知情同意的过程是否合规、恰当；

（六）研究参与者个人信息及相关资料的保密措施是否充分；

（七）研究参与者招募方式、途径、纳入和排除标准是否恰当、公平；

（八）是否向研究参与者明确告知其应当享有的权益，包括在研究过程中可以随时无理由退出且不会因此受到不公正对待的权利，告知退出研究后的影响、其他治疗方法等；

（九）研究参与者参加研究的合理支出是否得到了适当补偿；研究参与者参加研究受到损害时，给予的治疗、补偿或者赔偿是否合理、合法；

（十）是否有具备资格或者经培训后的研究者负责获取知情同意，并随时接受研究有关问题的咨询；

（十一）对研究参与者在研究中可能承受的风险是否有预防和应对措施；

（十二）研究是否涉及利益冲突；

（十三）研究是否涉及社会敏感的伦理问题；

（十四）研究结果是否发布，方式、时间是否恰当；

（十五）需要审查的其他重点内容。

第二十条　与研究存在利益冲突的伦理审查委员会委员应当回避审

查。伦理审查委员会应当要求与研究存在利益冲突的委员回避审查。

第二十一条 伦理审查委员会批准研究的基本标准是：

（一）研究具有科学价值和社会价值，不违反法律法规的规定，不损害公共利益；

（二）研究参与者权利得到尊重，隐私权和个人信息得到保护；

（三）研究方案科学；

（四）研究参与者的纳入和排除的标准科学而公平；

（五）风险受益比合理，风险最小化；

（六）知情同意规范、有效；

（七）研究机构和研究者能够胜任；

（八）研究结果发布方式、内容、时间合理；

（九）研究者遵守科研规范与诚信。

第二十二条 伦理审查委员会可以对审查的研究作出批准、不批准、修改后批准、修改后再审、继续研究、暂停或者终止研究的决定，并应当说明理由。

伦理审查委员会作出决定应当得到超过伦理审查委员会全体委员二分之一同意。委员应当对研究所涉及的伦理问题进行充分讨论后投票，与审查决定不一致的意见应当详细记录在案。

第二十三条 经伦理审查委员会批准的研究需要修改研究方案、知情同意书、招募材料、提供给研究参与者的其他材料时，研究者应当将修改后的文件提交伦理审查委员会审查。

第二十四条 经伦理审查委员会批准的研究在实施前，研究者、伦理审查委员会和机构应当将该研究、伦理审查意见、机构审核意见等信息按国家医学研究登记备案信息系统要求分别如实、完整、准确上传，并根据研究进展及时更新信息。鼓励研究者、伦理审查委员会和机构在研究管理过程中实时上传信息。

国家卫生健康委应当不断优化国家医学研究登记备案信息系统。

第二十五条 对已批准实施的研究,研究者应当按要求及时提交研究进展、严重不良事件,方案偏离、暂停、终止,研究完成等各类报告。

伦理审查委员会应当按照研究者提交的相关报告进行跟踪审查。跟踪审查包括以下内容:

(一)是否按照已批准的研究方案进行研究并及时报告;

(二)研究过程中是否擅自变更研究内容;

(三)是否增加研究参与者风险或者显著影响研究实施的变化或者新信息;

(四)是否需要暂停或者提前终止研究;

(五)其他需要审查的内容。

跟踪审查的时间间隔不超过 12 个月。

第二十六条 除另有规定外,研究者应当将研究过程中发生的严重不良事件立即向伦理审查委员会报告;伦理审查委员会应当及时审查,以确定研究者采取的保护研究参与者的人身安全与健康权益的措施是否充分,并对研究风险受益比进行重新评估,出具审查意见。

第二十七条 在多个机构开展的研究可以建立伦理审查协作机制,确保各机构遵循一致性和及时性原则。

牵头机构和参与机构均应当组织伦理审查。

参与机构的伦理审查委员会应当对本机构参与的研究进行跟踪审查。

第二十八条 机构与企业等其他机构合作开展涉及人的生命科学和医学研究或者为企业等其他机构开展涉及人的生命科学和医学研究提供

人的生物样本、信息数据的，机构应当充分了解研究的整体情况，通过伦理审查、开展跟踪审查，以协议方式明确生物样本、信息数据的使用范围、处理方式，并在研究结束后监督其妥善处置。

第二十九条 学术期刊在刊发涉及人的生命科学和医学研究成果时，应当确认该研究经过伦理审查委员会的批准。研究者应当提供相关证明。

第三十条 伦理审查工作应当坚持独立性，任何机构和个人不得干预伦理审查委员会的伦理审查过程及审查决定。

第三十一条 以下情形可以适用简易程序审查的方式：

（一）研究风险不大于最小风险的研究；

（二）已批准的研究方案作较小修改且不影响研究风险受益比的研究；

（三）已批准研究的跟踪审查；

（四）多机构开展的研究中，参与机构的伦理审查委员会对牵头机构出具伦理审查意见的确认等。

简易程序审查由伦理审查委员会主任委员指定两个或者以上的委员进行伦理审查，并出具审查意见。审查意见应当在伦理审查委员会会议上报告。

简易程序审查过程中，出现研究的风险受益比变化、审查委员之间意见不一致、审查委员提出需要会议审查等情形的，应调整为会议审查。

第三十二条 使用人的信息数据或者生物样本开展以下情形的涉及人的生命科学和医学研究，不对人体造成伤害、不涉及敏感个人信息或者商业利益的，可以免除伦理审查，以减少科研人员不必要的负担，促进涉及人的生命科学和医学研究开展。

（一）利用合法获得的公开数据，或者通过观察且不干扰公共行为产生的数据进行研究的；

（二）使用匿名化的信息数据开展研究的；

（三）使用已有的人的生物样本开展研究，所使用的生物样本来源符合相关法规和伦理原则，研究相关内容和目的在规范的知情同意范围内，且不涉及使用人的生殖细胞、胚胎和生殖性克隆、嵌合、可遗传的基因操作等活动的；

（四）使用生物样本库来源的人源细胞株或者细胞系等开展研究，研究相关内容和目的在提供方授权范围内，且不涉及人胚胎和生殖性克隆、嵌合、可遗传的基因操作等活动的。

第四章　知情同意

第三十三条　研究者开展研究前，应当获得研究参与者自愿签署的知情同意书。研究参与者不具备书面方式表示同意的能力时，研究者应当获得其口头知情同意，并有录音录像等过程记录和证明材料。

第三十四条　研究参与者为无民事行为能力人或者限制民事行为能力人的，应当获得其监护人的书面知情同意。获得监护人同意的同时，研究者还应该在研究参与者可理解的范围内告知相关信息，并征得其同意。

第三十五条　知情同意书应当包含充分、完整、准确的信息，并以研究参与者能够理解的语言文字、视频图像等进行表述。

第三十六条　知情同意书应当包括以下内容：

（一）研究目的、基本研究内容、流程、方法及研究时限；

（二）研究者基本信息及研究机构资质；

（三）研究可能给研究参与者、相关人员和社会带来的益处，以及可能给研究参与者带来的不适和风险；

（四）对研究参与者的保护措施；

（五）研究数据和研究参与者个人资料的使用范围和方式，是否进行共享和二次利用，以及保密范围和措施；

（六）研究参与者的权利，包括自愿参加和随时退出、知情、同意或者不同意、保密、补偿、受损害时获得免费治疗和补偿或者赔偿、新信息的获取、新版本知情同意书的再次签署、获得知情同意书等；

（七）研究参与者在参与研究前、研究后和研究过程中的注意事项；

（八）研究者联系人和联系方式、伦理审查委员会联系人和联系方式、发生问题时的联系人和联系方式；

（九）研究的时间和研究参与者的人数；

（十）研究结果是否会反馈研究参与者；

（十一）告知研究参与者可能的替代治疗及其主要的受益和风险；

（十二）涉及人的生物样本采集的，还应当包括生物样本的种类、数量、用途、保藏、利用（包括是否直接用于产品开发、共享和二次利用）、隐私保护、对外提供、销毁处理等相关内容。

第三十七条　在知情同意获取过程中，研究者应当按照知情同意书内容向研究参与者逐项说明。

研究者应当给予研究参与者充分的时间理解知情同意书的内容，由研究参与者作出是否同意参加研究的决定并签署知情同意书。

在心理学研究中，因知情同意可能影响研究参与者对问题的回答，而影响研究结果准确性的，在确保研究参与者不受伤害的前提下经伦理审查委员会审查批准，研究者可以在研究完成后充分告知研究参与者并征得其同意，否则不得纳入研究数据。

第三十八条　研究过程中发生下列情形时，研究者应当再次获取研究参与者的知情同意：

（一）与研究参与者相关的研究内容发生实质性变化的；

（二）与研究相关的风险实质性提高或者增加的；

（三）研究参与者民事行为能力等级提高的。

第五章 监督管理

第三十九条 国家卫生健康委会同有关部门共同负责全国涉及人的生命科学和医学研究伦理审查的监督管理。

国家卫生健康委负责全国医疗卫生机构开展的涉及人的生命科学和医学研究伦理审查监督，国家中医药局负责涉及人的中医药学研究伦理审查监督。教育部负责全国高等学校开展的涉及人的生命科学和医学研究伦理审查监督，并管理教育部直属高等学校相关工作。其他高等学校和科研院所开展的涉及人的生命科学和医学研究伦理审查的监督管理按行政隶属关系由相关部门负责。

县级以上地方人民政府卫生健康、教育等部门依据职责分工负责本辖区涉及人的生命科学和医学研究伦理审查的监督管理。

主要监督检查以下内容：

（一）机构是否按照要求设立伦理审查委员会，并进行备案；

（二）机构是否为伦理审查委员会提供充足经费，配备的专兼职工作人员、设备、场所及采取的有关措施是否可以保证伦理审查委员会独立开展工作；

（三）伦理审查委员会是否建立健全利益冲突管理机制；

（四）伦理审查委员会是否建立伦理审查制度；

（五）伦理审查内容和程序是否符合要求；

（六）审查的研究是否如实、及时在国家医学研究登记备案信息系统上传、更新信息；

（七）伦理审查结果执行情况；

（八）伦理审查文档管理情况；

（九）伦理审查委员会委员的伦理培训、学习情况；

（十）其他需要监督检查的相关内容。

各级卫生健康主管部门应当与同级政府各相关部门建立有效机制，加强工作会商与信息沟通。

第四十条　国家和省级卫生健康主管部门应当牵头设立同级医学伦理专家委员会或者委托相关机构承担同级医学伦理专家委员会工作，为卫生健康、教育等部门开展伦理审查及其监督管理提供技术支持，定期对辖区内的伦理审查委员会委员进行培训，协助同级卫生健康、教育等主管部门开展监督检查。

第四十一条　机构应当加强对本机构设立的伦理审查委员会开展的涉及人的生命科学和医学研究伦理审查工作的日常管理，定期评估伦理审查委员会工作质量和审查效率，对发现的问题及时提出改进意见或者建议，根据需要调整伦理审查委员会或者委员等。

第四十二条　机构应当督促本机构的伦理审查委员会落实县级以上政府相关部门提出的整改意见；伦理审查委员会未在规定期限内完成整改或者拒绝整改，违规情节严重或者造成严重后果的，其所在机构应当调整伦理审查委员会、撤销伦理审查委员会主任委员资格，追究相关人员责任。

第四十三条　任何单位或者个人均有权举报涉及人的生命科学和医学研究中存在的违反医学研究伦理、违法违规或者不端行为。

第四十四条　医疗卫生机构未按照规定设立伦理审查委员会或者未委托伦理审查委员会审查，擅自开展涉及人的生命科学和医学研究的，由县级以上地方卫生健康主管部门对有关机构和人员依法给予行政处罚和处分。其他机构按照行政隶属关系,由其上级主管部门处理。

第四十五条 医疗卫生机构及其伦理审查委员会违反本办法规定,有下列情形之一的,由县级以上地方卫生健康主管部门对有关机构和人员依法给予行政处罚和处分:

(一)伦理审查委员会组成、委员资质不符合要求的;

(二)伦理审查委员会未建立利益冲突管理机制的;

(三)未建立伦理审查工作制度或者操作规程的;

(四)未按照伦理审查原则和相关规章制度进行审查的;

(五)泄露研究信息、研究参与者个人信息的;

(六)未按照规定进行备案、在国家医学研究登记备案信息系统上传信息的;

(七)未接受正式委托为其他机构出具伦理审查意见的;

(八)未督促研究者提交相关报告并开展跟踪审查的;

(九)其他违反本办法规定的情形。

其他机构按照行政隶属关系,由其上级主管部门处理。

第四十六条 医疗卫生机构的研究者违反本办法规定,有下列情形之一的,由县级以上地方卫生健康主管部门对有关机构和人员依法给予行政处罚和处分:

(一)研究或者研究方案未获得伦理审查委员会审查批准擅自开展研究工作的;

(二)研究过程中发生严重不良反应或者严重不良事件未及时报告伦理审查委员会的;

(三)违反知情同意相关规定开展研究的;

(四)未及时提交相关研究报告的;

（五）未及时在国家医学研究登记备案信息系统上传信息的；

（六）其他违反本办法规定的情形。

其他机构按照行政隶属关系，由其上级主管部门处理。

第四十七条　机构、伦理审查委员会、研究者在开展涉及人的生命科学和医学研究工作中，违反法律法规要求的，按照相关法律法规进行处理。

第四十八条　县级以上人民政府有关行政部门对违反本办法的机构和个人作出的行政处理，应当向社会公开。机构和个人严重违反本办法规定的，记入科研诚信严重失信行为数据库，按照国家有关规定纳入信用信息系统，依法依规实施联合惩戒。

第四十九条　机构和个人违反本办法规定，给他人人身、财产造成损害的，应当依法承担民事责任；构成犯罪的，依法追究刑事责任。

第六章　附则

第五十条　本办法所称研究参与者包括人体研究的受试者，以及提供个人生物样本、信息数据、健康记录、行为等用于涉及人的生命科学和医学研究的个体。

第五十一条　本办法所称人或者人的生物样本包括人体本身以及人的细胞、组织、器官、体液、菌群等和受精卵、胚胎、胎儿。

第五十二条　涉及国家秘密的，在提交伦理审查和获取研究参与者知情同意时应当进行脱密处理。无法进行脱密处理的，应当签署保密协议并加强管理。未经脱密处理的研究不得在国家医学研究登记备案信息系统上传。

第五十三条　纳入科技伦理高风险科技活动清单的涉及人的生命科学和医学研究的伦理审查，还应当遵守国家关于科技伦理高风险科技活动伦理审查的相关要求。

　　第五十四条　本办法自发布之日起施行。本办法施行前，从事涉及人的生命科学和医学研究的机构已设立伦理审查委员会的，应当自本办法施行之日起 6 个月内按规定备案，并在国家医学研究登记备案信息系统上传信息。已经伦理审查批准开展的涉及人的生命科学和医学研究，应当自本办法实施之日起 9 个月内在国家医学研究登记备案信息系统完成上传信息。逾期不再受理。

附件 3:相关重要专家共识汇总

(一)《人工智能干预临床试验研究方案报告规范指南：

SPIRIT-AI 扩展版(2020)》条目清单

条目	编号	CONSORT 2010 条目内容	CONSORT-AI 2020 条目内容
标题和摘要			
标题和摘要	1a	在标题中明确研究为随机试验	1a，b 阐述 （Ⅰ）在标题和（或）摘要中表明干预涉及人工智能/机器学习，并说明模型类型 （Ⅱ）在标题和（或）摘要中说明试验中人工智能干预的预期用途
	1b	以结构式摘要报告目的、对象和方法、治疗、主要结果和结论(具体指导见 CONSORTS 摘要)	
引言			
背景和目的	2a	简要介绍研究的背景、科学意义	2a(Ⅰ)扩展　在临床路径下解释人工智能干预的预期用途,包括其目的及其目标用户(如医疗专业人员、患者、公众)
	2b	阐述研究目标或假设	
方法			

（续　表）

条目	编号	CONSORT 2010 条目内容	CONSORT-AI 2020 条目内容
试验设计	3a	试验设计说明（如平行、析因），包括分配比	
	3b	试验开始后方法学的重要更改（如纳入标准），并说明原因	
受试者	4a	受试者的纳入标准	4a（Ⅰ）阐述　在受试者层面说明纳入和排除标准 4a（Ⅱ）扩展　在输入数据层面说明纳入和排除标准
	4b	收集数据的机构和地点	4b扩展　描述人工智能干预是如何整合到试验环境中的，包括任何现场或非现场要求
干预	5	每组的干预措施，有足够的细节可以重复，包括实际实施的方式和时间	5（Ⅰ）扩展　说明使用了哪个版本的人工智能算法 5（Ⅱ）扩展　描述输入数据是如何获取和选择用于人工智能干预的 5（Ⅲ）扩展　描述如何评估和处理质量差或不可用的输入数据 5（Ⅳ）扩展　阐述在处理输入数据时是否存在人—人工智能交互，以及用户需要的专业知识水平 5（Ⅴ）扩展　阐述人工智能干预的输出内容 5（Ⅵ）扩展　解释人工智能干预的结果将如何有助于临床决策或临床实践的其他方面
结局	6a	完整定义预先设定的主要和次要结局的衡量标准，包括评估的时间和方式	
	6b	试验开始后对试验结局的任何改变，并说明原因	
样本量	7a	样本量是如何确定的	
	7b	阐述所有中期分析和提前终止标准（若适用）	
分配序列产生	8a	具体说明用何种方法进行随机分配	

（续　表）

条目	编号	CONSORT 2010 条目内容	CONSORT-AI 2020 条目内容
	8b	随机化类型,所有限制条件的详细信息(如区组法和区组大小)	
分配隐藏	9	说明用于实现随机分配方案的执行过程(如密封的信封),描述在实施干预前为隐藏序号而采取的所有步骤	
分配实施	10	说明随机分配方案的制作者、试验对象的纳入和分组执行者	
盲法	11a	如果实施盲法,说明是否对受试对象、治疗实施者、结局评估者等人员设盲,以及实施的过程	
	11b	如果相关,描述干预措施的相似性	
统计学方法	12a	用于比较组间主要结局和次要结局的统计方法	
	12b	附加统计分析方法,如亚组分析和校正分析	
结果			
受试者流程(强烈建议用图表)	13a	描述每组随机分配且接受预期治疗的受试者数量,并分析主要结果	
	13b	阐述每组随机分配后受试者脱落以及剔除情况,并解释原因	
招募	14a	说明从纳入第一例到最后一例的时间段及随访情况	
	14b	解释为何试验结束或被终止	
基线数据	15	各组纳入病例的基线人口学和临床特征(通常列表比较)	
纳入分析例数	16	说明各组纳入分析的例数以及分析是否按照预先分配的组别进行	
结局和效应值估计	17a	报告每组的各个主要及次要结局的预估效应值及其精确值(例如95%CI)	

(续　表)

条目	编号	CONSORT 2010 条目内容	CONSORT-AI 2020 条目内容
	17b	对于二分类结局,建议同时描述绝对效应和相对效应值	
辅助分析	18	对亚组分析和校正分析,需要区分是预设的还是探索性的	
不良事件	19	报告各组的主要不良事件和非预期不良反应(具体指导见 CONSORT 了解不良事件)	19 扩展　描述任何分析错误的结果,以及如何识别错误(如适用),若没有此计划或未进行此分析,请说明原因
讨论			
局限性	20	阐述试验的局限性,潜在偏倚的来源,不精确性,以及多重结果分析(如果相关)	
推广应用性	21	试验结果的推广性分析(包括外部有效性、适用性)	
解读	22	试验解读需与结果相一致,平衡利与弊,并考虑其他相关证据	
其他信息			
注册	23	试验注册号码及注册名称	
方案	24	可评估完整试验方案的链接或参考文献(如果适用)	
基金	25	经费来源和其他支持(如药品供应),资助者的角色	25 扩展　说明是否以及如何访问人工智能干预和(或)其代码,包括对访问或重复使用的任何限制

（二）《人工智能干预性临床试验报告指南：
CONSORT-AI 扩展版(2020)》条目清单

条目	编号	SPIRIT 2013 条目内容	SPIRIT-AI 2020 条目内容
试验管理信息			
标题	1	包括试验设计、研究人群和干预措施等,最好包括试验首字母组成的缩略词	1（Ⅰ）描述试验干预措施为人工智能并指出人工智能所用的模型 1（Ⅱ）描述人工智能干预的预期用途
试验注册	2a	试验注册号和名称;若尚未注册,应提供计划注册的名称	
	2b	WHO 试验注册的所有项目	
方案版本	3	版本标识及其日期	
资助	4	资助来源及类型(如企业,非企业)和其他信息	
角色与职责	5a	参与者的姓名、单位及其职责	
	5b	试验申请者的姓名与联系方式	
	5c	申办者和资助者在试验设计、数据收集、方案管理、数据分析判读、撰写报告和文章发表过程中所承担的任务,及何人对以上过程拥有最终决定权	
	5d	说明研究设置的协调、指导、终点裁定、数据管理或其他监管机构及其组成、任务和责任	
引言			
背景与理念	6a	描述研究问题,说明进行试验的理由,包括对相关研究(已发表与未发表)中每个干预措施的有效性及不良反应的总结	6a（Ⅰ）描述临床路径中人工智能干预的预期用途,包括试验目的和潜在使用者 6a（Ⅱ）描述该人工智能干预以前的证据
	6b	对照组选择的解释	
目的	7	特定的目的或假设	

（续　表）

条目	编号	SPIRIT 2013 条目内容	SPIRIT-AI 2020 条目内容
试验设计	8	试验设计的描述,包括试验种类(如平行、交叉、析因及单组),分配比例及研究框架(如优效性、等效性、非劣效性和探索性)	
方法:受试者、干预措施、结局指标			
研究地点	9	研究地点和背景,包括国家及场所(如社区诊所、大学医院)	9　描述人工智能干预应用到试验中所需的场内外条件
纳入标准	10	受试者的纳入、排除标准。如适用,描述行使干预措施的研究中心和个人的合格标准(如外科医生、心理治疗师)	10(Ⅰ)受试者的纳入排除标准 10(Ⅱ)输入数据的纳入排除标准
干预措施	11a	每组的干预措施,有足够的细节可以重复,包括怎样及何时给予该干预措施	11a(Ⅰ)描述所使用人工智能的版本,如果可能,说明试验版本与之前版本间的差异,并提供唯一的版本标识 11a(Ⅱ)描述获取和选择人工智能干预输入数据的具体步骤 11a(Ⅲ)描述处理人工智能输入数据失败或低质量数据的方法 11a(Ⅳ)描述在处理输入数据时是否需要人机互换,以及对使用者的专业技术水平的需求 11a(Ⅴ)描述人工智能干预如何输出 11a(Ⅵ)描述人工智能干预的输出将如何对决策或临床实践的其他决策做出贡献
	11b	或可预计的受试者中途退出(如不良反应、受试者要求、病情改善/加重)导致的干预措施的修改	
	11c	提高干预方案依从性的策略,及其他监督依从性的措施(如药物片剂的归还,实验室的检查等)	
	11d	试验过程中允许或禁止的相关护理和治疗措施	
结局指标	12	主要和次要结局指标,指标可以是直接测量(如收缩压);也可以是分	

（续　表）

条目	编号	SPIRIT 2013 条目内容	SPIRIT-AI 2020 条目内容
		析测量（如基于基线的变化、试验的终点值、发生事件的时间）；数据呈现（如中位数、率）；发生每种效应的时间点。强烈建议对涉及的有效性和安全性指标进行必要的临床相关解释	
受试者时间轴	13	强烈建议以流程图体现受试者筛选、入组、干预和随访的全过程	
样本量	14	基于临床假设和统计假设的所需样本量及其理由	
招募	15	为达到足够目标样本量而采取的招募受试者策略	
方法：干预措施的分配（针对对照试验）			
分配序列产生	16a	产生序列分配的方法（如计算机产生随机数字）及分层法中任何需考虑的因素。为了减少随机序列的可预测性，任何预设的限定细则（如区组法）应以附件的形式提供，而试验招募者或干预措施分配者均不应获得这些数据	
分配隐藏	16b	用于执行分配序列的机制（如中央电话；按顺序编码，密封不透光的信封），描述干预措施分配之前的任何为隐藏序号所采取的步骤	
分配实施	16c	何人产生分配序号，何人招募受试者，何人给受试者分配干预措施	
盲法	17a	分配干预措施后对何人设盲（如受试者、医护提供者、结局评估者、数据分析者）及如何实施盲法	
盲法	17b	若实施了盲法，在何种情况下可以揭盲，以及在试验过程中揭示受试者已分配的干预措施的程序	
方法：数据收集、管理和分析			

(续　表)

条目	编号	SPIRIT 2013 条目内容	SPIRIT-AI 2020 条目内容
数据收集方法	18a	评估和收集结局指标、基线和其他试验数据的方案,包括任何提高数据质量的相关措施(如重复测量法,培训数据评估者),以及研究工具(如问卷、化验室检测)可靠性和准确性的描述。如数据收集表没有在研究方案中列出应指明可以找到其内容的信息数据	
	18b	提高受试者参与性和完成随访的方案,包括退出或更改治疗方案的受试者需收集的结局数据	
数据管理	19	录入、编码、保密及储存的方案,包括任何用来提高数据质量的相关措施(如双重录入、资料值的范围检查)。如数据管理的具体程序没有在研究方案中列出,应指明可以找到其内容的信息数据	
统计分析	20a	分析主要和次要结局指标的统计方法。如统计分析方案具体程序没有在研究方案中列出,应指明可以找到其内容的信息数据	
	20b	任何附加分析的方法(如亚组分析和校正分析)	
	20c	统计分析未依从研究方案的人群定义(如按照随机化分析)和其他统计方法用来处理丢失数据(如多重插补)	
方法:监控			
数据监控	21a	数据监控委员会的组成;简介其角色和汇报架构;表述其是否独立于赞助者和存在利益冲突;如具体的章程没有在研究方案中列出,应指明可以找到其内容的信息数据。反之,如不设数据监控委员会亦需解释其原因	
	21b	描述中期分析(或者)和停止分析的指引,包括何人(可以)将取得这些中期分析的结果及中止试验的最终决定权	

（续 表）

条目	编号	SPIRIT 2013 条目内容	SPIRIT-AI 2020 条目内容
不良事件管理	22	有关干预措施或试验实施过程中出现任何不良事件和其他非预期反应的收集、评估、报告和处理方案	22 指出识别和分析不良程序的方案。如果不需要该内容,请说明原因
稽查	23	稽查的频率和措施,以及是否独立于研究者和申办者	
伦理与传播			
伦理批准	24	取得相关审查或伦理委员会同意	
方案修改	25	研究者、相关审查或伦理委员会、受试者、试验注册者、期刊社、监管者修改方案的说明(如改变纳入标准、结局指标、统计分析)	
知情同意	26a	受试者或其授权代理人或监护人对研究方案的知情同意(参见条目32)	
	26b	收集和使用受试者信息和生物学样本进行其他研究需征得额外知情同意	
保密	27	如何收集、共享和保存潜在的或入组的受试者个人信息,确保个人隐私得到保护	
利益申明	28	整个试验的主要负责人和各个研究地点的主要负责人存在的财政和其他利益冲突	
数据获取	29	明确哪些人能获得最终数据,并说明研究者获得数据的限定条件	29 说明人工智能干预技术是否可以获取,以及如何获取,包括获取或再利用的限制
附加说明和试验后补充说明	30	如果有的话对附加的和试验后的相关补充说明,对发生不良事件受试者的补偿	
结果传播	31a	试验者及赞助者将试验结果向受试者、医疗专业人员、公众和其他	

（续 表）

条目	编号	SPIRIT 2013 条目内容	SPIRIT-AI 2020 条目内容
		相关团体传递的计划（如通过发表、在结果数库中报导或者其他数据分享的安排），包括任何发表限制	
	31b	作者的资质限定和请专业作者进行写作	
	31c	公众获得完整试验方案、受试者数据和统计分析程序代码的方法	
附录			
知情同意书	32	提供给受试者和监护人的同意书模板和其他相关文件	
生物学标本	33	如何收集、分离和保存生物学样本以用于本研究或其他研究的基因或分子检测	

（三）中国超声医学人工智能(USAI)行为准则-北京宣言

（2018 年 10 月）

制定规范、科学管理

1. 超声医学人工智能应用及研发应规范、实用、科学管理，以提高医师诊断正确率和患者满意度为目的。

2. 研究设计及应用需经伦理委员会审批，包括数据、产品及社会伦理等。

3. 切实有效的超声数据图像采集规范和标准化，确保为人工智能的研发与准确率的持续提升提供高质量的数据保障。

4. 制定 USAI 的准入和行业标准，为企业的人工智能软硬件研发、医院的人工智能临床应用等提供规范和依据。

5. 防止"人机大赛"泛滥、娱乐化。

6. 符合临床证据进行科学预测，防止做不合医学逻辑、没有临床价值的伪预测。

7. 从临床问题入手，注重临床指南和医学评价体系，关注统计误差造成的风险。

实现医工结合、促进转化

8. USAI 系统的开发和评估需要与以临床为中心，设计与临床问题保持一致。

9. 对患者、医生、医学生、其他卫生保健专业人员和卫生管理人员进行 USAI 研发及应用培训教育，以促进人工智能在超声医疗相关领域的应用并了解其局限性。

10. 防止炒作、夸大或过度研发，提倡适当的专业指导和政府监督。处理好临床、研发、伦理、科研关系。

以临床为中心，使患者利益最大化

11. 对 USAI 研发与应用进行规范化督导和评价，并分析将人工智能系统集成到医疗服务中的利害关系。

12. 为使患者利益最大化，医生必须进行专门培训。

13. 界定责任或知识产权问题，使 USAI 合理合法。

（四）分子影像人工智能专家共识（2019 版）

（2019 年 12 月）

人工智能（Artificial Intelligence，AI）在医学影像诊断与治疗中的应用日新月异,在肿瘤检测、良恶性定性诊断、结构化报告自动实现、肿瘤识别与特征提取、肿瘤放射治疗靶区勾画等临床工作方面已有初步应用及相关研究论文发表。为紧跟分子影像 AI 时代迅猛发展的步伐,最大限度地凝聚业界力量,以期形成合力促进行业深度发展,中华医学会核医学分会分子影像 AI 工作委员会组织医学界与工业界正在研究、开发、转化分子影像与 AI 的专家教授、青年学者、软件开发人员、大数据处理人员、算法专家及行业管理人员等撰写了本共识,旨在审查规范分子影像 AI 术语翻译与释义;多视角、多维度呈现国内外分子影像 AI 发展;从医疗设备、科研机构及布局、产业与市场分析全景呈现我国分子影像 AI 的发展现状;审查 AI 发展需要直面的法律困境、伦理问题和社会关切;提出推进分子影像 AI 应用及组织实施的建议,并展望预测分子影像 AI 未来潜在的应用方向。

一、AI 的概念演进及相关术语介绍

1955 年,在学习机器讨论会(Session on Learning Machine)上,出现 AI 的雏形;1956 年,达特茅斯会议首次提出"AI"一词,并讨论确定了 AI 最初的发展路线与目标。自出现以来,AI 经历了 2 次低谷、3 次浪潮,随着算法、算力和大数据的发展,AI 尤其是机器学习的算法迅速发展,其中深度学习作为机器学习中的领域之一发展迅猛。AI 核心技术发展集中在脑科学和类脑科学研究 2 条主线上。

对于 AI 的概念目前还没有普遍共识,其发展主要经过推理期、知识期、机器学习期及深度学习期。传统的 AI 发展思路是研究人类如何产生智能,让机器学习人的思考方式去行为。现代 AI 提出者约翰·麦卡锡(John McCarthy)认为,机器不一定像人一样思考才能获得智能,重点是让机器能够解决人脑所能解决的问题。

机器学习是 AI 的一个分支,是指计算机通过自我学习形成解决问题

的能力。机器学习强调"学习"而非程序本身，其通过复杂算法来分析大量数据，识别数据中存在的模式，作出无需特定代码运行的预测，并随样本量增加而自我进化，从自身的错误中提升"学习目的"。目前，机器学习应用的核心功能包括 2 个部分：分类和回归。机器学习可分为监督学习、半监督学习和无监督学习。自 2006 年起，深度学习就作为机器学习领域的一个分支出现，这是一种使用多层复杂结构或由多重非线性变换构成的多个处理层来处理数据的方法。近年来，深度学习在计算机视觉、语音识别、自然语言处理、音频识别与生物信息学等领域取得了突破性进展。基于 AI 的深度学习算法已渗透到医学影像学中的各个方面，其不仅可以快速进行疾病的筛查，还能辅助影像医学科医师对疾病进行诊断，从而提高诊断正确率及工作效率。

二、医学影像大数据与 AI

大数据是无法在一定时间范围内用常规软件工具进行捕捉、管理和处理的数据集合，新型处理模式才会使其有更强的决策力和洞察力、流程优化能力的海量高增长和多样化的信息资产。国际数据公司（International Data Corporation，IDC）从 4 个特征定义大数据：数据规模庞大、数据更新频繁、数据类型多样和数据价值巨大，在此基础上一般偏向于再加上数据处理复杂。医学分子影像数据包括群体研究数据、个体研究数据以及生物样本数据。

随着 AI 技术的推广和深入，医学研究提倡通过业务能力而非技术来审视 AI。从医学影像的角度可从 3 个方面支持提升业务能力：（1）以流程自动化来提高工作效率；（2）以数据分析处理来提高诊断精度；（3）以数据深度挖掘来提高潜在价值。用 AI 技术来分析大量影像数据，辅助医师的日常工作，最终影响临床诊疗和医院整体业务。

三、多模态分子影像与 AI

目前多模态分子影像发展十分迅速，如已广泛用于临床的解剖结构信息和功能信息相融合的 SPECT/CT、PET/CT、PET/MR 等，可整合多种分子影像技术优势。

多模态机器学习旨在通过机器学习实现处理和理解多模态信息的能力。多模态学习从 20 世纪 70 年代起步，经历了几个发展阶段，2010 年后全面步人深度学习阶段。其分为 5 个研究方向，包括多模态表示学习、模态转化、对齐、多模态融合和协同学习。

多模态分子影像 AI 研发流程包括影像配准、影像归一化和数据库建立（包括健康人和患者数据库、数据库分类验证、同患者自身多影像分析方法比对、同对照健康人群比对或患者间比对的分析方法）。

四、核医学分子影像设备 AI 的发展

面对前景广阔的巨大市场，分子影像 AI 产品的新创企业在资本的推动下快速起步，AI 技术多点切人传统影像行业，取得了一定的进展。深度学习技术在图像重建的去噪和加速等方面有较多应用，比如 PET 图像重建。2017 年斯坦福大学电气工程系与斯坦福大学医学院综合使用迭代重建算法、图像滤波后处理以及深度学习算法，在保证 PET 图像质量的前提下，使得 PET/CT、PET/MR 显像所需的放射性显像剂剂量降低到传统检查剂量的 0.5%。在图像后处理方面，AI 技术可应用于常规图像分割、病变筛查、疾病诊断、治疗计划等。

查询全球数据库专利信息可以看出，各大研究机构及厂商如德国 Siemens 公司、美国 IBM 公司、美国 GE 公司、荷兰 Philips 公司、美国 Microsoft 公司等都在 AI 医疗影像领域持续投入。AI 技术在分子影像设备中的应用包括患者准备、图像采集、智能诊断、随访复查以及系统维护等

全流程覆盖。如美国 GE 公司影像设备 AI 主要应用于智能处理芯片与算法、智能诊断与辅助治疗；德国 Siemens 公司拥有包括 400 项机器学习的专利及专利应用、75 项深度学习的专利应用以及为市场提供 30 多项的 AI 赋能解决方案。

近年来，国产分子影像医疗设备异军突起，以上海联影智慧医疗投资管理有限公司为代表的国产分子影像医疗设备在 AI 及深度学习等方面取得了突破性进展，主要表现为：（1）提高图像重建速度（图像重建加深度学习可快速生成生物体器官和肿瘤的综合分子图像，甚至可做到实时预览）；（2）降低患者辐射剂量；（3）进行恶性肿瘤的病灶分割、分类及生存预测。

AI 报告系统的辅助诊断可提高医师诊断的精确性，防止漏诊误诊。对一些罕见病，AI 能提醒和辅助医师作出相应诊断。在临床决策支持方面，AI 也很有应用前景，如肿瘤影像在核医学影像处理中占了很大的比例，目前 AI 对肿瘤的分期及预测算法已取得了很大的突破，未来会对医师的工作有相当的帮助。AI 在核医学信息系统的应用场景及发展趋势可包括智能报告、智能语音交互、医学数据分析、医学影像质量控制和智能辅助。

五、医学影像与 AI 的国内外发展状况

医学影像 AI 是基于医学影像（包括放射影像、分子影像、病理影像等），通过 AI 算法实现医学影像的自动分析判断，进行病灶识别与标注、靶区自动勾画与自适应放疗、影像三维重建，帮助医师更快地获取影像信息进行定性/定量分析，从而提高医师读片效率，降低误诊与漏诊率及发现隐藏病灶。

从全球范围来看，国际 AI 人才主要投身于高校和科研机构，《中国人工智能发展报告 2018》指出，全球累计有 147 914 位人才投入高校，占人才总量的 72.3%；31 123 位投入国家科学院、研究中心等科研机构 56 488 位投入商业企业等营利性主体。据统计,全球有超过 50 个比较活跃的 AI 领域科研机构专业从事算法、深度学习、认知神经科学等学科理论研究,培养了上千位顶级 AI 专家和学术带头人。相比于美国等发达国家,国内企业在医学 AI 发展上较为前沿,百度、阿里巴巴、腾讯等企业建立了 AI 实验室,拥有食管癌、肺癌、糖尿病视网膜病变、乳腺癌等多种疾病的 AI 辅助早期筛查诊断系统。在分子影像方面,北京航空航天大学生物医学工程高精尖创新中心将 AI 技术应用于荧光分子断层成像,研究了一种基于深度学习技术的高精度、超快速成像方法。

据统计,AI 医学影像市场将以超过 40% 的增速发展,预计 2024 年总值将达到 25 亿美元,市场占比为 25%。国内外科技巨头均重视 AI 技术在医疗领域的布局与应用,其中"医学影像＋AI"为最被看好的未来 AI 医学发展的重要组成部分,是最有可能率先实现商业化的 AI 医疗领域。

目前医学影像 AI 研发迈进了百家争鸣的时代,并被看好是未来 AI 医学发展的重要组成部分,但要使医学影像 AI 真正在临床落地应用需要关注以下几个方面:(1)医学影像 AI 技术与产品诊断准确性;(2)医学影像 AI 技术与产品落地模式;(3)伦理和法规。

虽然医学影像 AI 技术与产品未来的道路还很漫长,将面对来自人才储备、技术应用、思想观念等方面的诸多问题和挑战,但其可以极大缓解经济不发达地区医疗资源匮乏的现状,实现基本医疗的全覆盖,更好地解决医疗资源不平衡的问题。为了解决这些问题和挑战,需要行业内外加深合作,建立可持续的商业模式;明确医疗责任主体,划清权责范围;制定人才培养计划,抢占战略制高点。

六、核医学分子影像 AI 发展面临的难点

AI 在国内医学影像领域得到迅速发展,但在核医学领域,AI 发展相对其他医学影像学较慢。主要原因有：(1)核医学领域发展的局限性，客观因素来,自信息化软硬件技术的发展以及 AI 算法的突破,主观因素来自资本推手以及医疗领域的响应或医疗行业自己的现实需求;(2)从业人员自身的认知,核医学影像及诊断越来越倚重信息化技术及其学科交叉,且这一发展趋势短期内不会改变,从业人员应该对影像的产生过程有足够深入的了解,这是职业使命,也是整个行业面对的障碍;(3)核医学应用中针对医疗影像的 AI 有诸多算法,对所要处理的数据有相当高的要求,即对数据质量的要求高。

七、分子影像 AI 面临的伦理和社会问题

AI 在医学影像领域的应用可能在深刻改变现有医疗体系运作模式、提高经济社会效益和临床工作效率的同时,也面临着无法回避的伦理风险和社会问题。

1. 动摇人道德主体地位风险及是否符合人类道德标准的问题。机器人是否可以赋予人权并作出自主道德决策、人和非人的临界点等一直是热议话题。同时,因为医疗行为的受众是所有人,并与生老病死息息相关,一旦带来问题,很有可能面临社会民意挑战和舆论压力。但可以肯定的是,需要明确人类优先的目的,谨慎设计 AI 使其符合人类道德标准;将科学研究与伦理制度研究相结合,形成相关的道德伦理约束;制定伦理规范,确保绝对安全,增强 AI 的可信度和安全感。

2. 大众公平受益问题。医疗数据是易形成垄断、出现某种类疾病诊断领域"数据寡头"的高价值数据,对市场的公平性可能形成挑战。算法偏见引发的社会公正问题系统而广泛,不容忽视。AI 受益者仅为小众群体的医师,并非所有人都享受 AI 大数据处理和精准医学影像识别能力所带来的高效和便捷。对 AI 产生依赖性的医护人员,其自身诊疗水平最终会提升还是降低,对于整体和个体而言仍是未知数。

3. 医师主体地位受到威胁,存在失业风险问题。影像领域 AI 处于辅助医疗阶段,但无争议的是 AI 具有更强大的学习能力、快速而准确的信息识别能力、从海量数据获取证据并作出判断进行精准医疗的能力,同时带给影像科医师被替代的失业风险和压力。

4. 医疗安全风险问题。数据质量及技术缺陷等导致的信息安全问题、患者隐私泄露问题。

5. 医疗安全责任划分及认定问题。在医学影像领域,AI 存在漏诊、误诊等情况,责任主体划分存在困难。

6. 监管和政策法规问题。AI 辅助影像诊断的产品不同于传统医疗设备或器械,深度学习"黑箱"算法的不透明性,不同产品和所提供服务的较大差距,临床验证方法目前未明确定义,应用和支付体系等方面的监管都存在一定的问题。

八、分子影像与 AI 未来

AI 在医学影像的应用主要分为图像识别和深度学习 2 个部分,均是针对医学影像大数据进行的数据挖掘和应用,其中深度学习是 AI 应用的核心环节。分子影像是医学影像中的热门,对于疾病的认识和诊治也是一种新的模式和途径。目前医学影像的数据格式主要以医学数字成像和通信(digital imaging and communications in medicine,DICOM)为主,作为医疗影像数据的一种通用格式,可在多种终端上进行信息传输、调阅、处理。现在的医学影像检查设备尤其是分子影像检查设备,如 PET/CT、PET/MR、小动物光学成像及超声分子成像设备等都是以数字信号进行处理及储存,这为 AI 影像分析提供了便捷及基础。

2017 年 7 月 8 日国务院印发的《新一代 AI 发展规划》提出了我国研

发人机协同临床智能诊疗方案的计划。今后的 AI 一定会比现在更优化，也不会仅限于一个领域的某一专项，更像是一个全能的智能百科全书，可以听、读、写，可以像人一样做任何事情，而且准确、高效，不为主观因素所影响。展望医分子影像，AI 在其中的应用是必然趋势，医学影像技术的发展、AI 技术的进步和医疗大数据的不断积累也必然会使人类进入智能医疗的新时代。

九、结语

AI 的快速发展有效促进了分子影像 AI 的产、学、研一体化进程，医学影像 AI 发展逐步进入新时代。但分子影像 AI 尚处于初步阶段，既懂医学影像，又懂 AI 技术的复合型、战略型人才短缺，尚需进一步加强多学科交叉和基础研究，逐步在核心基础领域实现突破；此外，还应积极加强与科研院所、企业等机构的产、学、研深入合作，促进分子影像 AI 发展。另外，应优化科研环境、培养及吸引人才。2018 年 4 月，教育部印发《高等学校 AI 创新行动计划》，提出要加强 AI 领域专业建设，推进"新工科"建设，形成"AI＋X"复合专业培养新模式，加大 AI 领域人才培养力度，为分子影像 AI 的发展提供人才支持。

本共识着重于行业内总体发展情况，但对基础设施、硬件、产业数据方面未进行深入分析，分子影像 AI 的相关研究报告数据有待在今后不断更新完善。

附件 4:标准与指南

（一）深度学习辅助决策医疗器械软件审评要点

一、适用范围

本审评要点适用于深度学习辅助决策医疗器械软件（含独立软件、软件组件）的注册申报。深度学习辅助决策医疗器械软件（以下简称软件）即基于医疗器械数据（医疗器械所生成的医学图像、医学数据，以下统称数据），使用深度学习技术进行辅助决策的软件。其中，"基于医疗器械数据"是指单独使用医疗器械数据，或者联合使用医疗器械数据与非医疗器械数据；"辅助决策"是指通过提供诊疗活动建议辅助医务人员进行临床决策。使用深度学习技术进行前处理（如成像质量改善、成像速度提升、图像重建）、流程优化（如一键操作）、常规后处理（如图像分割、数据测量）等非辅助决策的软件可参考使用本审评要点。使用传统机器学习技术的软件亦可参考使用本审评要点。

本审评要点遵循《医疗器械软件注册技术审查指导原则》（以下简称软件指导原则）、《医疗器械网络安全注册技术审查指导原则》（以下简称网络安全指导原则）、《移动医疗器械注册技术审查指导原则》（以下简称移动器械指导原则）等相关指导原则要求。本审评要点不含人工智能伦理、数据产权等法律法规层面要求，但生产企业应当在软件全生命周期过程中考虑相关规定。

二、审评关注重点

从发展驱动要素角度讲，深度学习实为基于海量数据和高算力的黑盒算法。本审评要点重点关注软件的数据质量控制、算法泛化能力、临床使用风险，临床使用风险应当考虑数据质量控制、算法泛化能力的直接影响，以及算力所用计算资源（即运行环境）失效的间接影响。

基于风险的全生命周期管理是此类软件监管的基本方法，相关考量详见软件指导原则、网络安全指导原则、移动器械指导原则以及医疗器械生产质量管理规范独立软件附录。下面结合审评关注重点分别阐述软件风险管理、软件设计开发、软件更新等方面考量。

软件风险管理活动应当基于软件的预期用途（目标疾病、临床用途、重要程度、紧迫程度）、使用场景（适用人群、目标用户、使用场所、临床流程）、核心功能（处理对象、数据兼容性、功能类型）予以实施，并贯穿于软件全生命周期过程。软件临床使用风险主要包括假阴性和假阳性，其中假阴性即漏诊，可能导致后续诊疗活动延误，特别是要考虑快速进展疾病的诊疗活动延误风险；假阳性即误诊，可能导致后续不必要的诊疗活动。进口软件除考虑假阳性和假阴性风险外，还应当考虑中外人种、流行病学特征、临床诊疗规范等方面差异的影响及其风险。生产企业应当采取充分的、适宜的、有效的风险控制措施以保证软件的安全性和有效性。软件典型设计开发过程通常可分为需求分析、数据收集、算法设计、验证与确认等阶段。

（一）需求分析

需求分析应当以软件的临床需求与使用风险为导向，结合软件的预期用途、使用场景和核心功能，综合考虑法规、标准、用户、产品、数据、功能、性能、接口、用户界面、网络安全、警示提示等方面需求，重点考虑数据收集、算法性能、临床使用限制等方面要求。

数据收集应当考虑数据来源的合规性和多样性、目标疾病流行病学特征、数据质量控制要求（详见下节）。数据来源应当在合规性基础上保证数据多样性，以提高算法泛化能力，如尽可能来自多家、不同地域、不同层级的代表性临床机构，尽可能来自多种、不同采集参数的采集设备。目标疾病流行病学特征包括但不限于疾病构成（如分型、分级、分期）、人群分布（如健康、患者，性别、年龄、职业、地域、生活方式）、统计指标（如发病率、患病率、治愈率、死亡率、生存率）等情况，以及目标疾病并发症与类似疾病的影响情况。算法性能应当考虑假阴性与假阳性（指标、关系）、重复性与再现性、鲁棒性/健壮性等要求。临床使用限制应当考虑临床禁用、慎用等场景。

（二）数据收集

数据收集应当考虑数据采集、数据预处理、数据标注、数据集构建等活动的质控要求，以保证数据质量和算法设计质量。

1. 数据采集

数据采集主要由临床机构实施，应当考虑采集设备、采集过程以及数据脱敏的质控要求。采集设备质控应当明确采集设备的兼容性要求和采集要求。兼容性要求应当基于数据生成方式（直接生成、间接生成）提供采集设备兼容性列表或技术要求，明确采集设备的制造商、型号规格、性能指标等要求,若对采集设备无具体要求应当提供相应支持资料。采集要求应当明确采集设备的采集方式(如常规成像、增强成像)、采集协议(如 MRI 成像序列)、采集参数(如 CT 加载电压、加载电流、加载时间、层厚)、采集精度(如分辨率、采样率)等要求。

采集过程质控应当建立数据采集操作规范,明确采集人员要求和采集过程要求。采集人员要求包括人员的选拔、培训、考核。采集过程要求包括人员职责、采集流程(如采集步骤、操作要求)。若使用现有历史数据,应当明确采集设备要求、数据采集质量评估要求(如人员、方法、指标、通过准则)。采集的数据应当进行数据脱敏以保护患者隐私。数据脱敏应当明确脱敏的类型(静态、动态)、规则、程度、方法。

2. 数据预处理

脱敏数据由临床机构转移至生产企业形成原始数据库,不同模态的数据在原始数据库中应当加以区分(下同)。数据预处理应当基于原始数据库考虑数据处理、数据清洗的质控要求。数据处理应当明确处理的方法,如滤波、增强、重采样、尺寸裁剪、均一化等。数据清洗应当明确清洗的规则、方法。数据处理和清洗应当明确选用软件工具的名称、型号规格、完整版本、供应商、运行环境、确认等要求,同时考虑数据处理选用方法对软件的影响及其风险。

数据经预处理后形成基础数据库,应当明确样本类型、样本量、样本分布等信息。样本类型以适用人群为单位可分为数据序列(由多个单一数据组成,如结构序列、功能序列、时间序列)、单一数据。样本量应当明确样本规模及确定依据,需要考虑样本量不足对软件的影响及其风险。样本分布应当依据疾病构成、适用人群、数据来源机构、采集设备、样本类型等因素明确数据分布情况,需要考虑数据偏性对软件的影响及其风险。

3. 数据标注

数据标注应当考虑标注资源管理、标注过程质控、标注质量评估等要求。标注资源管理包括人员管理和基础设施管理。人员管理应当明确标注人员和仲裁人员的选拔（如职称、工作年限、工作经验、所在机构，若有国外人员应当明确其资质要求）、培训、考核（如方法、频次、指标、通过准则，其中指标应当包括重复性、再现性）等要求。基础设施管理应当明确标注场所（真实或模拟、环境、照明条件）、标注软件（名称、型号规格、完整版本、供应商、运行环境、确认）等要求。

标注过程质控应当建立数据标注操作规范，明确标注人员（如资质、数量、职责）、标注流程（如标注对象、标注形式、标注轮次、标注步骤、操作要求）、临床诊疗规范（如临床指南、专家共识）、分歧处理（如仲裁人员、仲裁方式）、可追溯性（如数据、操作）等要求。

标注质量评估应当明确人员、方法、指标、通过准则等要求。数据经标注后形成标注数据库，其样本类型可分为数据序列、单一数据（由多个数据块组成）、数据块（图像区域、数据片段）。样本量、样本分布等要求及风险考量与基础数据库相同。

4. 数据集构建

基于标注数据库构建训练集（用于算法训练）、调优集[1]（若有，用于算法超参数调优）、测试集（用于算法性能评估），明确训练集、调优集、测试集的划分方法、划分依据、数据分配比例。训练集应当保证样本分布具有均衡性，测试集、调优集应当保证样本分布符合临床实际情况，训练集、调优集、测试集的样本应当两两无交集。

---

1 原注：机器学习领域称之为验证集（Validation set）。为避免与医疗器械领域所用术语验证（Verification）、确认（Validation）相混淆，本审评要点将其改称为调优集。

为解决数据样本分布不满足预期目标的问题,可对训练集、调优集小样本量数据进行扩增;测试集不宜进行数据扩增,若扩增应当分析对软件的影响及其风险。数据扩增应当明确扩增的方式(离线、在线)、方法(如翻转、旋转、镜像、平移、缩放、滤波等)、倍数,并考虑扩增方法选用以及扩增倍数过大对软件的影响及其风险。

数据经扩增后形成扩增数据库,应当列表对比扩增数据库与标注数据库在样本量、样本分布(注明扩增倍数)等方面的差异,以证实扩增数据库样本量的充分性以及样本分布的合理性。

(三) 算法设计

算法设计应当考虑算法选择、算法训练、网络安全防护、算法性能评估等活动的质控要求。建议数据驱动与知识驱动相结合进行算法设计,以提升算法可解释性。

1. 算法选择

算法选择应当明确所用算法的名称、结构(如层数、参数规模)、流程图、现成框架(如 Tensorflow、Caffe)、输入与输出、运行环境、算法来源依据(或注明原创)等信息。同时应当明确算法选择与设计的原则、方法和风险考量,如量化误差、梯度消失、过拟合、白盒化等。

若使用迁移学习技术,除上述内容外还应当补充预训练模型的数据集构建、验证与确认等总结信息。

2. 算法训练

算法训练需要基于训练集、调优集进行训练和调优,应当明确评估指标、训练方法、训练目标、调优方法、训练数据量-评估指标曲线等要求。

评估指标建议根据临床需求进行选择,如敏感性、特异性等。训练方法包括但不限于留出法和交叉验证法。训练目标应当满足临床要求,提供

ROC曲线等证据予以证实。调优方法应当明确算法优化策略和实现方法。训练数据量-评估指标曲线应当能够证实算法训练的充分性和有效性。

3. 网络安全防护

网络安全防护应当结合软件的预期用途、使用场景和核心功能,基于保密性、完整性、可得性等网络安全特性,确定软件网络安全能力建设要求,以应对网络攻击和数据窃取等网络威胁。相关要求详见网络安全指导原则。

此类软件常见网络威胁包括但不限于框架漏洞攻击、数据污染,其中框架漏洞攻击是指利用算法所用现成框架本身漏洞进行网络攻击,数据污染是指通过污染输入数据进行网络攻击。

4. 算法性能评估

算法性能评估作为软件验证的重要组成部分,需要基于测试集对算法设计结果进行评估,应当明确假阴性与假阳性、重复性与再现性、鲁棒性/健壮性等评估要求,以证实算法性能满足算法设计要求。

同时,应当分析算法性能影响因素及其影响程度,如采集设备、采集参数、疾病构成、病变特征等因素影响,以提升算法可解释性,并作为软件验证、软件确认的基础。

(四) 验证与确认

1. 软件验证

软件验证是指通过提供客观证据认定软件开发、软件更新某一阶段的输出满足输入要求,包括软件验证测试(单元测试、集成测试、系统测试)、设计评审等系列活动。

软件验证应当明确法规、标准、用户、产品、数据、功能、性能、接口、用户界面、网络安全、警示提示等测试要求，以验证软件的安全性和有效性，并作为软件确认的基础。

2. 软件确认

软件确认是指通过提供客观证据认定软件满足用户需求和预期目的，包括软件确认测试（用户测试）、临床评价、设计评审等系列活动，其中软件确认测试应当基于软件需求在真实或模拟使用场景下予以实施。

（1）基本原则

临床评价是此类软件进行软件确认的主要方式，相关要求详见《医疗器械临床评价技术指导原则》。根据软件指导原则要求，软件应当提交基于临床试验的临床评价资料，即提交申报产品的临床试验资料，或者与申报产品核心算法具有实质等同性的同品种产品或同类软件功能的临床试验资料。

进口软件应当提供中外人种、流行病学特征、临床诊疗规范等方面差异影响的临床评价资料，若不足以证实申报产品在中国使用的安全性和有效性，应当在中国开展临床试验。使用境外临床试验数据应当满足《接受医疗器械境外临床试验数据技术指导原则》要求。

（2）临床试验

临床试验应当符合《医疗器械临床试验质量管理规范》要求。可参照《医疗器械临床试验设计指导原则》，基于软件的预期用途、使用场景和核心功能进行试验设计，确定观察指标、样本量估计、入排标准、随访以及实施机构等要求，以确认软件的安全性和有效性。

建议优先选择同品种产品或临床参考标准（即临床金标准）进行非劣效对照设计，若无同品种产品且难以获取临床参考标准（如违背伦理学要求）可选择替代方法，如选择用户结合软件联合决策与用户单独决策进行优效对照设计。非劣效界值或优效界值的确定应当有充分的临床依据。此外考虑到用户的差异性,可选择多阅片者多病例(MRMC)试验设计。

建议结合适用人群、病变等层面选择观察指标,原则上选择敏感性、特异性、ROC/AUC 作为主要观察指标,亦可在此基础上根据软件特点选择敏感性/特异性衍生指标、ROC/AUC 衍生指标、组内相关系数、Kappa 系数、时间效率、数据有效使用率等指标作为观察指标。

入排标准应当基于目标疾病流行病学特征,保证阳性样本和阴性样本选取的合理性和充分性。

建议临床试验结果由第三方独立评价。

实施机构应当具备代表性和广泛性,不同于训练数据主要来源机构,地域分布尽可能广泛,机构数量尽可能多,以确认算法泛化能力。

例如,预期以提高辅助诊断时间效率为首要目标的某软件,无同品种产品且难以获取临床参考标准,其临床试验设计可选择用户结合软件联合决策与用户单独决策进行交叉对照设计,以敏感性、特异性、时间效率作为主要观察指标,其中敏感性、特异性可为非劣性对照,时间效率指标应当为优效对照。

(3) 回顾性研究

临床评价可采用基于现有历史数据的回顾性研究。回顾性研究应当在设计时考虑并必须严格控制偏倚,如选择偏倚、临床考标准偏倚、测量偏倚、记忆偏倚等。回顾性研究原则上应当包含多个不同地域临床机构(非训练数据主要来源机构)的同期数据,结合分层分析、第三方独立评价等方法控制偏倚,以保证真实、准确评价软件的安全性和有效性。

回顾性研究应当基于软件安全性级别考虑使用问题。对于安全性级别为 C 级的高风险软件,原则上应当开展临床试验,此时回顾性研究可用作临床预试验，为临床试验设计提供参考依据，或者在少见亚组病例入组时间过长等情况下，用作临床试验的补充。对于安全性级别为 B、A 级的中低风险软件，回顾性研究可用作临床预实验或替代临床试验。

软件安全性级别应当基于软件的预期用途、使用场景和核心功能进行综合判定，判定方法详见软件指导原则。例如，预期用于病理图像辅助筛查或者危重疾病辅助识别的软件，其安全性级别通常为 C 级。

三、软件更新

（一）基本原则

软件更新应当考虑对软件安全性和有效性的影响，包括正面影响和负面影响。若为重大软件更新（即影响到软件安全性或有效性的软件更新）应当申请许可事项变更，若为轻微软件更新（即未影响软件安全性和有效性的软件更新）则无需申请许可事项变更，通过质量管理体系进行控制。

（二）重大软件更新

除软件更新基本类型外，此类软件常见更新类型又可分为算法驱动型和数据驱动型。其中，算法驱动型软件更新是指软件所用算法、算法结构、算法流程、现成框架、输入与输出等发生改变，包括算法重新训练（即弃用原有训练数据）；数据驱动型软件更新是指仅由训练数据量增加而促使软件发生更新，实为算法驱动型软件更新的特殊情况。

算法驱动型软件更新通常属于重大软件更新。数据驱动型软件更新是否属于重大软件更新原则上以算法性能评估结果为准，若算法性能评估结果发生显著性改变（即与前次注册所批准的算法性能评估结果相比存在统计学显著差异）则属于重大软件更新。其他类型重大软件更新的判定准则详见软件指导原则、网络安全指导原则相关要求。

（三）验证与确认

无论何种软件更新,均应当按照质量管理体系的要求,开展与软件更新类型、内容和程度相适宜的验证与确认活动。

对于算法驱动型软件更新和数据驱动型软件更新,应当开展算法性能评估、临床评价等验证与确认活动,以保证软件更新的安全性和有效性。

软件更新临床评价应当与软件安全性级别相适宜。对于安全性级别为 C 级的高风险软件,适用范围实质变更原则上应当开展临床试验,其他变更情况可使用回顾性研究进行软件更新临床评价;对于安全性级别为 B、A 级的中低风险软件,可使用回顾性研究进行软件更新临床评价。

（四）软件版本命名规则

软件版本命名规则应当涵盖算法驱动型软件更新和数据驱动型软件更新,明确并区分重大软件更新和轻微软件更新,其中重大软件更新应当列举全部典型情况。

四、相关技术考量

（一）适用范围扩展

1. 基本原则

软件所含全部深度学习、传统机器学习功能(以下统称软件功能)均应当开展需求分析、数据收集、算法设计、验证与确认等活动,且每项软件功能应当分别开展需求分析、数据收集、算法设计、验证与确认等活动。

2. 深度学习非辅助决策软件功能

对于深度学习非辅助决策软件功能,其验证与确认要求如下:前处理软件功能原则上应当开展算法性能评估、临床评价;流程优化软件功能开展算法性能评估即可,无需开展临床评价;常规后处理软件功能原则上开展算法性能评估即可,全新功能应当开展临床评价。此时临床评价可参照传统医疗器械评价方法。

3. 传统机器学习软件功能

传统机器学习技术与深度学习技术的主要区别在于：前者特征提取通常需要人为干预，而后者自动完成特征提取。因此，对于传统机器学习辅助决策软件功能，应当明确特征提取信息，包括但不限于特征分类（如人口统计学、生物学、形态学）、特征属性（如形态、纹理、性质、尺寸、边界）和特征展现方式（如形状、尺寸、边界、颜色、数量）。对于传统机器学习非辅助决策软件功能，其要求参照深度学习非辅助决策软件功能，同时明确特征提取信息。

（二）第三方数据库

第三方数据库可视为回顾性研究的一种特殊形式，可用于算法性能评估，但其类型、用途等情况各不相同，未必能够完全满足软件确认测试的要求。因此，使用第三方数据库进行软件确认测试，应当评估其满足软件确认测试条件的充分性、适宜性和有效性。

可用于软件确认测试的第三方数据库（以下简称测评数据库）应当满足数据平台建设的通用要求（如网络与数据安全等，不再赘述）和专用要求，其中专用要求包括：

1. 权威性：考虑到数据质量主要取决于数据标注质量，因此测评数据库创建单位应当包括相应临床专业领域的权威机构（如国家临床医学研究中心），数据标注人员、标注分歧仲裁人员应当分别具备适宜的、丰富的临床实践经验。

2. 科学性：为保证能够真实、准确的反映临床实际情况，测评数据库样本量应当通过统计学计算确定以控制抽样误差，样本分布应当符合目标疾病的流行病学特征情况，不能进行数据扩增；单次测试所用数据量应当予以规定,测试数据应当根据测评数据库样本分布情况进行等比例随机抽取。

3. 规范性:测评数据库的数据采集、数据脱敏、数据处理、数据清洗、数据标注、数据管理、网络安全防护等数据治理活动以及测评过程均应当建立质控程序并形成文件,并满足可追溯性要求。

4. 多样性:测评数据库的数据应当来源于多个临床机构,以保证测评数据库能够用于评价算法泛化能力;在满足伦理学要求的前提下可包含适当比例的对抗数据样本,以用于评价算法的鲁棒性/健壮性。

5. 封闭性:为保证能够充分、客观的评价算法质量,测评数据库应当封闭管理,且样本量应当远大于单次测试所用数据量;测评过程同样应当保证封闭性。

6. 动态性:测评数据库应当定期更换一定比例的数据,以保证测评数据库具有持续的多样性和封闭性;被更换的数据可用于构建公开数据库以服务于行业发展。

此外,第三方公开数据库(以下简称公开数据)因不具备封闭性而不能用作测评数据库,但可用于算法性能评估。公开数据库不宜用于算法训练,若用于算法训练应当评估其使用的适宜性和有效性。

(三)网络与数据安全过程控制

除考虑软件自身网络安全能力建设外,还应当在软件全生命周期过程中考虑网络与数据安全过程控制要求,包括上市前设计开发阶段和上市后使用阶段。

脱敏数据由临床机构转移至生产企业应当明确数据转移方法、数据污染防护措施。数据预处理、数据集构建、算法训练、算法性能评估、软件验证等内部活动应当在封闭的网络环境下开展,以防止数据污染。数据标注、软件确认等涉及外方的活动若在开放的网络环境下开展，应当明确网络安全防护措施，以防止数据污染。数据采集、上市后使用应当考虑与临床机构网络与数据安全要求相衔接的接口问题。

各数据库（集）应当进行数据备份以保证数据安全，数据备份应当明确备份的方法、频次以及数据恢复方法。

（四）云计算服务与移动计算终端

使用云计算服务应当明确服务模式、部署模式、核心功能、数据接口、网络安全能力和服务（质量）协议等要求。使用移动计算终端应当结合终端的类型、特点和使用风险明确相应性能指标要求。相关要求详见移动器械指导原则。

云计算服务与移动计算终端的网络安全要求详见网络安全指导原则。

五、注册申报资料说明

注册申报资料应当在相关公告基础上满足软件指导原则、网络安全指导原则、移动器械指导原则等相关指导原则要求。辅助决策软件还应当考虑下述要求，不适用项应当提供合理解释。非辅助决策软件可参照辅助决策软件的适用要求。

（一）产品名称

辅助决策独立软件产品名称应当符合独立软件通用名称命名规范要求，体现处理对象（如 CT 图像、眼底照片）、目标疾病（含病变、疾病属性）、临床用途（如辅助筛查、辅助识别）等特征词。软件组件相应辅助决策软件功能名称可参照辅助决策独立软件要求。

（二）适用范围

辅助决策独立软件适用范围应当明确预期用途、使用场景和核心功能，包括但不限于处理对象、目标疾病、临床用途、适用人群、目标用户、使用场所、采集设备要求、临床使用限制。软件组件相应辅助决策软件功能适用范围可参照辅助决策独立软件要求,并在产品适用范围中予以体现。

(三) 研究资料

除软件描述文档、网络安全描述文档、软件版本命名规则外,研究资料还应当提供以下资料:

软件描述文档核心算法部分应当结合本审评要点提供相应算法研究资料,包括数据来源合规性声明、算法性能影响因素分析资料以及各类测试场景下算法性能评估结果比较分析资料。

研究资料"其他资料"应当提供网络与数据安全过程控制研究资料,包括公开数据库、测评数据库的基本信息(如名称、创建者、数据量、数据分布)和使用情况。

对于公开数据库,若用于算法训练,使用情况应当明确数据使用量、数据分布、训练集所占比例,并提供其满足算法训练要求的评估资料;若用于算法性能评估,使用情况应当明确数据使用量、数据分布、测试集所占比例、评估指标与结果。

对于测评数据库,若用于算法性能评估,使用情况应当明确评估指标与结果;若用于软件确认测试,使用情况应当提供其满足软件确认测试条件要求的评估资料。其他类型第三方数据库申报资料参照公开数据库、测评数据库适用要求。

(四) 说明书

说明书应当符合《医疗器械说明书和标签管理规定》要求。

辅助决策软件说明书应当明确软件的适用范围、临床使用限制、注意事项、用户培训、采集设备要求、数据采集操作规范、输入与输出、算法性能评估总结（测试集基本信息、评估指标与结果）、软件临床评价总结（临床数据基本信息、评价指标与结果）、运行环境等内容。

深度学习辅助决策软件说明书除上述内容外还应当补充算法训练总结信息（训练集基本信息、训练指标与结果）。

前期已开发软件若不满足本审评要点的适用要求，应当开展差距分析并进行必要限定。

总之，技术审评将基于审评关注重点综合权衡软件的风险和受益，系统评价软件的安全性和有效性，协调上市前与上市后的监管要求，兼顾公众健康保护与促进技术创新的关系。

（二）人工智能医疗器械质量要求和评价　第 1 部分：术语

1　范围

本文件规定了人工智能医疗器械质量评价使用的术语和定义；本标准适用于人工智能医疗器械专业领域内从事科研、生产、监督检验和临床应用等方面的技术人员使用。

2　规范性引用文件

下列文件对于本文件的应用是必不可少的。凡是注日期的引用文件，仅注日期的版本适用于本文件。凡是不注日期的引用文件，其最新版本（包括所有的修改单）适用于本文件。

GB/T 35295：2017 信息技术 大数据 术语

GB/T 5271.34－2006 信息技术 词汇 第 34 部分：人工智能 神经网络

GB/T 5271.31－2006 信息技术 词汇 第 31 部分：人工智能 机器学习

GB/T 5271.28－2001 信息技术 词汇 第 28 部分：人工智能 基本概念

与专家系统

GB/T 5271.1-2000 信息技术 词汇 第1部分:基本术语

GB/T 32400-2015 信息技术 云计算

GB/T 36239-2018 特种机器人 术语

GB/T 25000.12-2017 系统与软件工程 系统与软件质量要求和评价
(SQuaRE)

GB/T 35295-2017 信息技术 大数据

GB 34960.5-2018 信息技术服务 治理 第5部分:数据治理规范

GB 18391.1-2009 信息技术 元数据注册系统(MDR) 框架

GB/T 11457-2006 软件工程术语

GB/T 34952-2017 多媒体数据语义描述要求

GB/T 5271.1-2000 信息技术 词汇

GB/T 35273-2017 信息安全技术 个人信息安全规范

WS/T 305-2007 卫生信息数据集元数据规范

T/CESA 1037-2019 人工智能面向机器学习的系统框架和功能要求

ISO 2382:2015 Information technology - Vocabulary

ISO 16439:2014 Information and documentation - Methods and
procedures for assessing the impact of libraries

3　术语和定义

下列术语和定义适用于本文件。

3.1　基础技术术语

3.1.1

人工智能医疗器械 artificial intelligence medical device

采用人工智能技术实现预期用途的医疗器械。

注1:如采用机器学习、神经网络、深度学习等技术实现辅助诊断等功能的医疗器械软件。

注2:如以人工智能技术从源头赋能医疗器械,形成内嵌 AI 算法、或基于 AI 芯片形成的智能硬件设备。

3.1.2

人工智能 artificial intelligence AI

表现出与人类智能(如推理和学习)相关的各种功能的功能单元的能力。

[来源:GB/T 5271.28－2001,28.01.02]

3.1.3

模式识别 pattern recognition

通过功能单元对某一对象物理或抽象的模式以及结构和配置的辨别。

[来源:GB/T 5271.28－2001,28.01.13]

3.1.4

机器学习 machine learning

功能单元通过获取新知识或技能,或通过整理已有的知识或技能来改进性能的过程。

[来源:GB/T 5271.31－2006,31.01.02]

3.1.5

神经网络 neural network

由加权链路且权值可调整连接的基本处理元素的网络,通过把非线性函数作用到其输入值使每个单元产生一个值,并把它传送给其他单元或把它表示成输出值。

[来源:GB/T 5271.34－2006,34.01.06]

3.1.6

深度学习 deep learning

在神经网路或信念网络的情况下是对基于深层结构或网络表示的输入输出间映射进行机器学习的过程。

[来源:计算机科学技术名词 ISBN 978－7－03－059487－7,08.0320]

3.1.7

推理 inference

从已知前提导出结论的方法。

[来源:GB/T 5271.28－2001,28.03.01,有修改]

注1:在人工智能领域中,前提是事实或规则。

注2:术语"推理"既指过程也指结果。

3.1.8

特征 features

能表达模式本质的功能或结构特点的可度量属性,如大小、纹理、形状等。好的特征应能使同类模式聚类、不同类模式分离。

[来源:计算机科学技术名词 ISBN 978－7－03－059487－7,08.0386]

3.1.9

训练 training

基于机器学习算法,利用训练数据,建立或改进机器学习模型参数的过程。

3.1.10

监督学习 supervised learning

获得的知识的正确性通过来自外部知识源的反馈加以测试的学习策略。

［来源:GB/T 5271.31－2006,31.03.08］

3.1.11

无监督学习 unsupervised learning

一种学习策略,它在于观察并分析不同的实体以及确定某些子集能分组到一定的类别里,而无需在获得的知识上通过来自外部知识源的反馈,以实现任何正确性测试。

［来源:GB/T 5271.31－2006,31.03.09］

3.1.12

强化学习 reinforcement learning

由责任认定改进的学习。

［来源:GB/T 5271.31,31.03.22］

3.1.13

半监督学习 semi-supervised learning

一种学习策略,它自行利用少量的具有标记信息的样本和大量没有标记的样本进行学习的框架。

［来源:计算机科学技术名词 ISBN 978－7－03－059487－7,08.0215］

3.1.14

自监督学习:self-supervised learning

一种学习策略,通过基于数据本身设计和建立的各种标记信息来对数据本身的特征、特性进行学习,进而把学习到的数据特征网络作为主干网络迁移到对目标任务的学习中。

3.1.15

弱监督学习 weakly supervised learning

一种学习策略,通过使用有噪声的、有限的、不精确的外部信息源进行机器学习。该方法减少了对标注数据质量和数量的要求。

3.1.16

集成学习 ensemble learning

通过结合多个学习器来解决问题的一种机器学习范式。其常见形式时利用一个基学习算法从训练集产生多个基学习器,然后通过投票等机制将基学习器进行结合。

[来源:计算机科学技术名词 ISBN 978 - 7 - 03 - 059487 - 7,08.0222]

3.1.17

主动学习 active learning

学习过程中由学习器挑选未标记样本,并请求外界提供标记信息,其目标是使用尽可能少的查询来取得好的学习性能。

[来源:计算机科学技术名词 ISBN 978 - 7 - 03 - 059487 - 7,08.0216]

3.1.18

迁移学习 transfer learning

利用一个学习领域 A 上有关学习问题 T(A) 的知识,改进学习领域 B 上相关学习问题 T(B) 的学习算法的性能。

[来源:计算机科学技术名词 ISBN 978 - 7 - 03 - 059487 - 7,08.0219]

3.1.19

联邦学习 federated machine learning

一种多方协同建立模型的机器学习框架,各个数据源方进行数据预处理,共同建立其学习模型,并将输出结果反馈给用户。

3.1.20

交叉验证 cross validation

一种利用已知数据集获取学习器最有参数,以期望在未知数据集上获得最佳泛化性能。常见的有留一法和 K 重交叉验证法。

［来源:计算机科学技术名词 ISBN 978－7－03－059487－7,08.0236］

3.1.21

过拟合 overfitting

学习器对训练样本过度学习,导致训练样本中不具有普遍性的模式被学习器当作一般规律,降低了泛化性能;典型表现是训练集上的性能越高,测试集上的性能越低。

［来源:计算机科学技术名词 ISBN 978－7－03－059487－7,08.0238］

3.1.22

欠拟合 underfitting

学习器对训练样本学习不充分,导致训练样本中包含的重要模式没有被学习器获取,降低了泛化性能;典型表现是训练集上的性能可以继续提高,测试集上的性能同时得以提高。

［来源:计算机科学技术名词 ISBN 978－7－03－059487－7,08.0239］

3.1.23

前向传播网络 forward-propagation network

在给定层内的各人工神经元之间既没有反馈路径也没有任何路径的多层网络。

［来源:GB/T 5271.34,34.02.25］

3.1.24

反向传播网络 back-propagation network

一种多层网络,它使用反向传播,以便学习期间的连接权调整。

［来源:GB/T 5271.34,34.02.30］

3.1.25

医学 AI 算法服务 AI algorithm service

满足医学诉求的 AI 算法在推理部署后的运行态。

算法服务接受用户的应用请求,对输入数据进行处理,返回处理结果。

[来源:T/CESA 1037-2019,3.2,有修改]

3.1.26

医学 AI 云服务 AI cloud service

通过云计算已定义的接口提供的一种满足医学行业独特需求的一种或多种 AI 能力。

[来源:GB/T 32400-2015,3.2.8,有修改]

3.1.27

医学 AI 边缘云服务 AI edge cloud service

通过云计算已定义的接口,部署在 AI 边缘计算设施上的、满足医学行业独特需求的一种或多种 AI 能力。

3.1.28

医学 AI 系统生命周期模型 AI system lifecycle model

医学 AI 系统从起始到退役的整个演进过程的框架。包括:需求分析、设计与开发、验证与确认、部署、运维与监控、再评价直至退役。

注:在医学 AI 生存周期中,某些活动可出现在不同的过程中,个别过程可重复出现。例如为了修复系统的隐错和更新系统,需要反复实施开发过程和部署过程。

3.2　人工智能医疗器械产品分类术语

3.2.1

计算机辅助医学诊断系统 computer-aided diagnosis system

通过人的症状或迹象判断疾病或生理状态、辅助医务人员进行决策的计算系统。

3.2.2

计算机辅助医学识别系统 computer-aided detection system

具备模式识别、数据分析能力，通过识别、标记、强调或其他方式直接提醒医务人员注意医学影像或医疗器械数据的可能异常情况的计算系统。

3.2.3

计算机辅助医学分诊系统 computer-aided triage system

自动分析医学数据、给出初始解释和鉴别分类、辅助医务人员确定患者优先级和(或)就诊科室的计算系统。

3.2.4

临床决策支持系统 clinical decision support system

根据临床知识和患者数据产生辅助决策建议、由医务人员使用的计算机应用系统。

3.2.5

患者决策辅助系统 patient decision assistant system

向患者提供辅助决策建议、由非医务人员使用的知识管理系统，结果仅供参考。

3.2.6

医学知识库 medical knowledgebase

帮助临床科研人员、临床医生快速、便捷地获取疾病诊断、治疗、用药等全面、系统、动态的临床医学知识的集合,也可作为临床教学及临床诊疗的辅助参考工具。

3.2.7

医疗器械软件 software as a medical device (SaMD)

医疗器械软件通常包括软件组件和独立软件,软件组件是指嵌入到医疗器械中或作为医疗器械组成部分的软件,独立软件是指预期用于一个或多个医疗目的,无需作为医疗器械硬件组成部分即可完成预期用途的软件。

［来源,IMDRF Software as a Medical Device（SaMD）: Key Definitions,5.1,有修改］

3.2.8

医用机器人 medical robot

在医疗卫生领域,用于诊断、治疗、手术、医用培训等各环节的机器人。

［来源:GB/T 36239－2018,3.5］

3.2.9

人机交互 human-robot interaction

人和机器人通过用户接口交流信息和动作来执行任务。

［来源:GB/T 36239－2018,2.5］

3.3 数据集术语

3.3.1

数据 data

信息的可再解释的形式化表示,以适用于通信、解释或处理。

［来源:GB/T 25000.12－2017,4.2］

3.3.2

患者数据 Patient data

包含患者信息的数据。

3.3.3

个人健康数据 personal health data

可用于个人身体状况监测，疾病预防和健康趋势分析的数据。

注：如生物数据（基因等）、生理数据（如血压、脉搏）、环境数据（空气）、心理状态数据、社交数据以及就诊数据。

3.3.4

数据质量 data quality

在指定条件下使用时，数据的特性满足明确的和隐含的要求的程度。

［来源：GB/T 25000.12－2017,4.3］

3.3.5

数据集 data set

数据记录汇聚的数据形式

［来源：GB/T 35295－2017,2.1.46］

3.3.6

训练集 training set

用于训练人工智能算法的数据集，类标记对算法来说已知。

［来源：计算机科学技术名词 ISBN 978－7－03－059487－7,08.0240,有修改］

3.3.7

调优集 tuning set

用于调优人工智能算法的数据集，类标记对算法来说未知。

3.3.8

测试集 testing/validation set

用于测试人工智能算法性能的数据集,类标记对算法来说未知。

[来源:计算机科学技术名词 ISBN 978 - 7 - 03 - 059487 - 7,08.0241,有修改]

3.3.9

数据集质量 dataset quality

在指定条件下使用时,数据集的特性满足明确的和隐含的要求的程度。

[来源:GB/T 25000.12 - 2017,4.3,有修改]

3.3.10

数据集生存周期 dataset lifecycle

数据集的获取、清洗、标注、存储、整合、分析、应用、呈现、归档和销毁等各种生存形态演变的过程。

[来源:GB 34960.5 - 2018,3.7,有修改]

3.3.11

数据集偏倚 dataset bias

数据集在统计意义上偏离预期用途的程度。

3.3.12

数据元 data element

用一组属性规定其定义、标识、表示和允许值的数据单元。

[来源:WS/T 305 - 2007,3.1.6]

3.3.13

元数据 metadata

定义和描述其他数据的数据。

［来源：GB 18391.1－2009,3.2.16］

3.3.14

数据质量特性 data quality characteristic

对数据质量有影响的数据质量属性的类别。

［来源 GB/T 25000.12－2017,4.4］

3.3.15

数据特征层次 data characteristic hierarchy

从不同粗细粒度表征数据特征的数据层次结构。

［来源：GB/T 35295－2017,2.1.51］

3.3.16

参考标准 reference standard

诊断和治疗过程或基于标注过程建立的基准。

注:参考标准可包含疾病、生理状态或生理异常以及位置和程度等信息标签。

3.3.17

金标准 gold standard

临床诊断和治疗可依据的最佳测试结果。

3.3.18

真值 ground truth

可用金标准验证的参考标准。

3.3.19

离群值 outlier

在一份数据中,与其他观察值具有明显不同特征的那些观察值。

3.3.20

缺失数据 missing data

按照研究方案要求收集但未观测到的数据。

［来源:药物临床试验数据管理与统计分析的计划和报告指导原则 2016 版］

3.3.21

数据清洗 data cleaning

检测和修正数据集合中错误数据项以及对数据进行平滑处理等操作的数据预处理过程。

［来源:计算机科学技术名词 ISBN 978 - 7 - 03 - 059487 - 7,07.0392］

3.3.22

数据治理 data governance

数据资源及其应用过程中相关管控活动、绩效和风险管理的集合。

［来源:GB 34960.5 - 2018,3.1］

3.3.23

数据挖掘 data mining

对于定量数据,通过从不同视角和维度分析、分类并总结潜在的联系和影响,以此提取模式的计算过程。

［来源:ISO 16439:2014,3.13］

3.3.24

标签 label

附加到一组数据元素的标识符。

［来源:ISO/IEC 2382:2015,2121626］

3.3.25

数据采集 data acquisition

数据由生成装置按照数据采集规范生成,以数字化格式存储并传输到目标系统的过程。

3.3.26

数据脱敏 data masking

对敏感信息通过去标识化或匿名化,实现敏感隐私数据的可靠保护。

3.3.27

数据标注 data annotation

对数据进行分析,建立参考标准的过程。

3.3.28

标注任务 annotation task

按照数据标注规范对指定数据集进行标注的过程。

3.3.29

标注工具 annotation tool

用于辅助标注/仲裁人员产生标注结果的一系列软件/硬件工具。

3.3.30

标注平台 annotation platform

开展标注任务的信息管理系统。

3.3.31

标注规则 annotation instruction

数据需求方用于明确标注任务和标注数据的操作规范,应包含标注对象定义、所用标注工具和标注平台、标注格式、标注前的准备工作、标注后的处理工作等。

3.3.32

半自动标注 semi-automatic annotation

使用人工结合自动化工具的方式进行数据标注。

3.3.33

标注流程 annotation process

产生标注结果需要遵循的步骤。

注:通常包含依次标注和独立标注两种流程,依次标注流程首先由第一标注人员进行标注,然后其标注结果交由第二标注人员进行审核,如第二标注人员认可该结果,则该结果成为最终的标注结果,否则交由仲裁人员通过仲裁方式决定最终的标注结果。独立标注流程若干名标注人员独立对原始数据进行标注,然后将各自的标注结果通过仲裁方式产生最终的标注结果。

3.3.34

仲裁 arbitration

在标注人员对原始数据的标注结果不一致时用于决定最终结果的过程。

3.3.35

仲裁方式 arbitration method

在标注人员对原始数据的标注结果不一致时用于决定最终结果的方式。

注:如少数服从多数方式以及仲裁人员个人决定方式。

3.3.36

人员考核 personnel examination

是为了保证标注人员/仲裁人员的能力与标注要求一致的测试过程。

3.3.37

图像 image

物体通过感光材料、光电传感处理设备和计算机而重显的影像。

［来源:GB/T 34952－2017,2.4］

注:如 X 线、CT、MRI、超声、核素显像等。

3.3.38

图形 graphics

用来表示一个变量相对于其他变量变化情况的线条图,或用以代替文字说明一个概念和思想的图解和表格。

［来源:GB/T 34952－2017,2.3］

注:如生理信号、基因组图谱等。

3.3.39

文本 text

以字符、符号、字、短语、段落、句子、表格或者其他字符排列形式出现的数据,旨在表达一个意义,其解释主要以读者对某种自然语言或人工语言的了解为基础。

［来源:GB/T 5271.1－2000,01.01.03］

注:如电子病历等。

3.3.40

音频 audio

一种数字化动态媒体形态,用于描述声音及其顺序,给人以时序的感觉,并可进行数字人工合成。

［来源:GB/T 34952－2017,2.5］

3.3.41

视频 video

一种数字化动态媒体形态,用于描述运动图像,进行高速信息传送或显示瞬间的相互关系。

［来源:GB/T 34952－2017,2.6］

注:如内窥镜影像、超声影像等。

3.3.42

多媒体 multimedia

综合表现文本、图形、图像、音频和视频的信息组合。

［来源:GB/T 34952－2017,2.1］

3.4　性能指标

3.4.1　质量特性

3.4.1.1

软件质量 software quality

软件产品中能满足规定需求的性质和特性的总体。

［来源:GB/T11457－2001,2.1293,有修改］

3.4.1.2

软件质量保证 software quality assurance

为使某项目或产品符合已建立的技术需求提供足够的置信度,而必须采取的有计划和有系统的全部活动的模式。

［来源:GB/T11457－2001,2.1294］

3.4.1.3

可靠性 reliability

在规定的条件下和规定的时间内,系统或部件执行所要求功能的能力。

［来源：GB/T11457 - 2001,2.1334］

3.4.1.4

完整性 integrity

保护资产准确性和完备性的性质。

［来源：GB/T 25000.12 - 2017,4.12］

数据创建、传输或存储未经授权不得更改的属性。

［来源：ISO/IEC 29167 - 19:2016,3.3］

3.4.1.5

一致性 consistency

在文档或系统或系统部件的各部分之间,一致、标准化、无矛盾的程度。

［来源：GB/T11457 - 2006,2.320］

3.4.1.6

重复性 Repeatability

由同一操作员按相同的方法、使用相同的测试或测量设施、在短时间间隔内对同一测试/测量对象进行测试/测量,所获得的独立测试/测量结果间的一致程度。

［GB/T 3358.2 - 2009,3.3.5,有修改］

3.4.1.7

再现性 reproducibility

由不同的操作员按相同的方法,使用不同的测试或测量设施,对同一测试/测量对象进行观测以获得独立测试/测量结果,所获得的独立测试/测量结果间的一致程度。

［来源：GB/T 3358.2 - 2009,3.3.10,有修改］

3.4.1.8

可达性 accessibility

组成软件的各部分便于选择使用或维护的程度。

［来源:GB/T 11457－2006,2.20］

3.4.1.9

可用性 availability

a) 软件(系统或部件)在投入使用时可操作或可访问的程度或能实现其制定系统功能的概率;

b) 系统正常工作时间和总的运行时间之比;

c) 在运行时,某一配置项实现指定功能的能力。

［来源:GB/T 11457－2006,2.115］

根据授权实体的要求可访问和使用的特性。

［来源:GB/T 29246－2012,2.7］

3.4.1.10

安全[性] security

保密[性]

对计算机硬件、软件进行的保护,以防止其受到意外的或蓄意的存取、使用、修改、毁坏或泄密。安全性也涉及对患者隐私、元数据、通信以及计算机安装的物理保护。

［来源:GB/T 11457－2006,2.1420］

3.4.1.11

鲁棒性/健壮性 robustness

在存在无效输入或急迫的环境条件下,系统或部件其功能正确的程度。

［来源:GB/T 11457－2006,2.1397］

3.4.1.12

泛化能力 generalizability

一种评价机器学习算法的指标,描述算法对陌生样本的适应能力。

3.4.1.13

响应时间 response time

在给定的测试环境下,对给定个数数据样本进行运算并获得结果所需要的平均时间。

3.4.1.14

人工智能系统可追溯性 AI system traceability

对 AI 系统,在整个生存周期,利益相关方应确保对须予考虑的重要事项均存档在案,帮助全面了解本系统的产出如何导出的性质。重要事项包括:数据来源,数据源确认,所实现的过程与决策等。AI 系统对其决策过程及结果进行记录的特性。

注:追溯 AI 系统的决策过程可用来推导 AI 系统决策的原因并有助于防止错误。

3.4.1.15

人工智能系统公平性 AI system fairness

AI 系统作出不涉及喜好和偏袒决策的性质。

3.5　评价方式

3.5.1　质量特性

3.5.1.1

性能 performance

系统或部件在给定的约束条件下实现制定功能的程度。

［来源:GB/T 11457‒2006,2.1131］

3.5.1.2

性能评价 performance evaluation

为确定运行目标达到了何种有效程度而对系统或系统部件的技术评价。

［来源：GB/T 11457 - 2006，2.1132］

3.5.1.3

性能测试 performance testing

评价系统或部件与规定的性能需求的依从性的测试行为。

［来源：GB/T 11457 - 2006，2.1135］

3.5.1.4

独立性能测试 standalone performance test

通过直接比对模型在没有医生干预的情况下产生的结果和参考标准的结果，评估 AI 软件的性能。

3.5.1.5

判读者性能研究 reader performance test

通过比对医务人员在独立工作和结合模型工作两种状态下判读病例数据的结果，评估 AI 软件的性能。

3.5.1.6

多判读者多病例研究 multi-readers multi-cases study

通过招募一组医务人员、随机组合判读人员和病例的方式开展的判读者性能研究。

3.5.1.7

黑盒测试 black-box testing

忽略系统或部件的内部机制只集中于响应所选择的输入和执行条件

产生的输出的一种测试。

［来源:GB/T 11457－2006,2.142、2.669］

3.5.1.8

白盒测试 glass-box testing

侧重于系统或部件内部机制的测试。类型包括分支测试、路径测试、语句测试。

［来源:GB/T 11457－2006,2.678、2.1604］

3.5.1.9

对抗样本 adversarial examples

基于原始数据生成的、在数据特性或参数方面添加扰动的新样本。

3.5.1.10

对抗测试 adversarial test

使用对抗性样本开展的测试,或采用不同于目标人群比例的特选数据作为压力数据集进行的测试。

3.5.2　评价指标

3.5.2.1

阳性样本 positive sample

由参考标准确定为带有某一特定特征的样本。

3.5.2.2

阴性样本 negative sample

除阳性样本以外的样本。

3.5.2.3

真阳性 true positive

TP

被算法判为阳性的阳性样本。

3.5.2.4

假阳性 false positive

FP

被算法判为阳性的阴性样本。

3.5.2.5

真阴性 true negative

TN

被算法判为阴性的阴性样本。

3.5.2.6

假阴性 false negative

FN

被算法判为阴性的阳性样本。

3.5.2.7

目标区域 Target region

在影像评价中,根据参考标准从原始数据中划分出的若干个包含特定
类别目标的最小数据子集(子集元素为像素,体素等)。

3.5.2.8

分割区域 Segmentation region

在影像评价中,人工智能医疗器械从原始数据中划分出的若干个包含
特定类别目标的最小数据子集(子集元素为像素,体素等)。

3.5.2.9

病变定位 Lesion localization

算法检出病变位置正确标识出参考标准确定的病变位置。

3.5.2.10

非病变定位 Non-lesion localization

算法检出病变位置未能正确标识出参考标准确定的病变所在位置。

3.5.2.11

病变定位率 Lesion localization fraction

病变定位数量占由参考标准确定的全体病变数量的比例，也可称为召回率（见 3.5.2.14）。

3.5.2.12

非病变定位率 Non-lesion localization fraction

非病变定位数量占全体病例数量的比例，非病变定位率可以大于 1，也可称为平均假阳个数。

3.5.2.13

假阳性率 false positive fraction

假阳性病例数量（阴性病例中包含非病变定位）占全部阴性病例数量的比例。

3.5.2.14

灵敏度 sensitivity

召回率（查全率）recall

真阳性样本占全体阳性样本的比例；

分割区域与目标区域的交集占目标区域的比例。

3.5.2.15

特异度 specificity

真阴性病例占全体阴性病例的比例。

3.5.2.16

漏检率 miss rate

1减去灵敏度。

3.5.2.17

精确度（查准率）precision

阳性预测值 positive prediction value

真阳性样本占被算法判为阳性样本的比例；

分割区域与目标区域的交集占分割区域的比例；

病变定位数量占由算法确定的全体病变数量的比例。

3.5.2.18

阴性预测值 negative prediction value

真阴性样本占被算法判为阴性样本的比例。

3.5.2.19

准确率 accuracy

算法诊断正确的样本占全体样本的比例。

3.5.2.20

F1 度量 F1-measure

召回率和精确度的调和平均数。

3.5.2.21

约登指数 Youden index

灵敏度与特异度之和减去 1。

3.5.2.22

受试者响应曲线 receiver operating characteristics curve

ROC

通过在一组预设的阈值下计算人工智能算法在测试集上的灵敏度（Sensitivity）以及特异度（Specificity）从而产生一组（1-Specificity，Sensitivity）操作点，将操作点依次连接形成受试者操作曲线。

3.5.2.23

曲线下面积 area under curve

AUC

受试者操作曲线下的积分面积。

3.5.2.24

自由受试者响应曲线 free receiving operating characteristics curve

fROC

由算法在一组阈值设定下对于给定的测试集得到的一组病变定位率/召回率为纵轴，及非病变定位率/平均假阳个数为横轴构造的曲线。

3.5.2.25

候选自由受试者操作曲线 alternative free receiver operating characteristics curve

AFROC curve

由算法在一组阈值设定下对于给定的测试集得到的一组病变定位率/召回率为纵轴，及假阳性率为横轴构造的曲线。

3.5.2.26

精确度-召回率曲线 precision-recall curve

P‐R

由算法在一组阈值设定下对于给定的测试集得到的一组召回率为纵轴，精确度为横轴构造的曲线。

3.5.2.27

平均精确度 average precision

AP

精确度-召回率曲线下的积分面积。

3.5.2.28

平均精确度均值 mean average precision

MAP

在多目标检测问题上,算法对于各类目标的平均精确度的平均值。

3.5.2.29

交并比 intersection over union

IoU

分割区域与目标区域交叠的程度,可用 Dice 系数(分割区域与目标区域的交集占分割区域与目标区域平均值的比例)或 Jaccard 系数(分割区域与目标区域的交集占分割区域与目标区域并集的比例)表示。在自然语言处理其定义为两个集合交集大小与并集大小之间的比例。

3.5.2.30

中心点距离 central distance

分割区域中心与目标区域中心的距离,该指标反映两个集合的接近程度。

3.5.2.31

混淆矩阵 confusion matrix

含混矩阵

一种矩阵,它按一组规则记录试探性实例的正确分类和不正确分类的个数。

［来源:GB/T 5271.31－2006,31.02.18］

注:通常矩阵的列代表人工智能的诊断结果,而矩阵的行代表参考标准的诊断结果。

3.5.2.32

Kappa 系数,Kappa coefficient

用于评价人工智能诊断与参考标准诊断结果的一致性的指标。

3.5.2.33

信噪比 signal-to-noise ratio

信号平均功率水平与噪声平均功率水平的比值。

3.5.2.34

峰值信噪比 peak signal-to-noise ratio

信号最大可能功率和影响它的表示精度的破坏性噪声功率的比值。

3.5.2.35

结构相似性 structural similarity

是一种衡量两幅图像相似度的指标。

3.5.2.36

余弦相似度 Cosine Similarity

自然语言处理评价指标,通过测量两个向量的夹角的余弦值来度量它们之间的相似性。

3.5.2.37

困惑度 Perplexity

度量概率分布或概率模型的预测结果与样本的契合程度,困惑度越低则契合越准确。

3.5.2.38

字错率(Word Error Rate)

一种语音识别评价指标,将识别出来的字需要进行修改的字数与总字数的比值。

3.5.2.39

交叉熵 cross-entropy

一种度量两个概率分布之间差异的指标。

3.5.2.40

互信息 Mutual Information

对两个随机变量间相互依赖性的量度。

3.5.2.41

服务可用性 service availability

服务客户发起服务请求后,服务可访问的时间占总服务时间的比例。

注:可用性的计算是在一系列预定义的时间段中,服务可用时间之和占预定义时间段之和的比例,可排除允许的服务不可用时间。

3.6　安全术语

3.6.1

资产 asset

对个人或组织有价值的任何东西。

[来源:GB/T 29246－2012,2.3]

3.6.2

攻击 Attack

破坏、泄露、篡改、损伤、偷窃、未授权访问或未授权使用资产(3.5.1)的企图。

［来源:GB/T 29246－2012,2.4］

3.6.3

真实性 Authenticity

一个实体正是其所声称实体的特性。

［来源:GB/T 29246－2012,2.6］

3.6.4

授权 Authorization

获得访问数据和功能的权限。

［来源:ISO 27789:2013,3.12］

3.6.5

保密性 confidentiality

信息不能对未授权的个人、实体或过程可用或泄露的特性。

［来源:ISO 27789:2013,2.9］

3.6.6

网络安全 Cybersecurity

保护信息和系统不受未授权活动的一种状态,未授权活动包括访问、使用、披露、中断、修改、或销毁,以使保密性、完整性和可用性的相关风险在整个生命周期内保持在可接受的水平。

［来源:ISO 81001－1,3.56］

3.6.7

利用 Exploit

明确用于通过漏洞破坏信息系统安全的方法。

［来源:ISO/IEC 27039:2015,2.9］

3.6.8

抗抵赖性 Non-Repudiation

证明所声称事态或行为的发生及其发起实体的能力,以解决有关事态或行为发生与否以及事态中实体是否牵涉的争端。

［来源:GB/T 29246－2012,2.27］

3.6.9

隐私 Privacy

不因不正当或非法收集和使用有关个人的数据而侵犯其私人生活或事务的自由。

［来源:ISO/TS 27799:2009,3.17］

3.6.10

个人信息 personal information

以电子或者其他方式记录的能够单独或者与其他信息结合识别特定自然人身份或者反应特定自然人活动情况的各种信息。

［来源:GB/T 35273－2017,3.1］

3.6.11

个人一般信息 personal general information

除个人敏感信息以外的个人信息。

［来源:GB/Z 28828—2012,3.8］

3.6.12

个人敏感信息 personal sensitive information

一旦泄露、非法提供或滥用可能危害人身和财产安全,极易导致个人名誉、身心健康受到损害或歧视性待遇等的个人信息。

注:个人敏感信息包括身份证件号码、个人生物识别信息、银行账号、

通信记录和内容、财产信息、征信信息、行踪轨迹、住宿信息、健康生理信息、交易信息、14 岁以下（含）儿童的个人信息等。

［来源:GB/T 35273－2017,3.2］

3.6.13

访问控制 access control

基于业务要求和安全要求,确保授权和受限的访问资产的手段。

［来源:GB/T 29246－2012,2.1］

3.6.14

脆弱性 vulnerability

可能会被威胁所利用的资产或控制措施的弱点。

［来源:GB/T 29246－2012,2.46］

3.6.15

保密性 confidentiality

信息不能被未授权的个人、实体或者过程利用或知悉的特性。

［来源:GB/T 29246－2012,2.9］

3.6.16

欺骗 spoofing

假冒成合法的资源或用户。

［来源:GB/T 25068.3－2010,3.21］

3.6.17

威胁 threat

可能导致对系统或组织的损害的不期望事件发生的潜在原因。

［来源:GB/T 29246－2012,2.45］

3.6.18

对抗［措施］countermeasure

特定的攻击利用数据处理系统特定的脆弱性的可能性。

［来源:GB/T 25069 - 2010,2.1.4］

3.7 应用场景术语

3.7.1

计算机辅助 computer-aided

属于使用计算机完成部分工作的技术或过程。

［来源:ISO 2382 - 2015,2121395］

3.7.2

专家系统 expert system

一种基于知识的系统,他根据由人类专家经验开发出的知识库进行推理,来解决某一特定领域或应用范围中的问题。

［来源:GB/T 5271.28 - 2001,28.01.06］

3.7.3

计算机视觉 computer vision

功能单元获取处理和解释可视数据的能力。

［来源:GB/T 5271.28,28.01.19］

3.7.4

语音识别 speed recognition

通过功能单元对人的语音所表示信息的感知与分析。

［来源:GB/T 5271.28 - 2001,28.01.15］

3.7.5

自然语言处理 natural language processing

自然语言理解和生成及其衍生技术,以从文本化的人类语言中获取有意义的信息。

3.7.6

知识图谱 knowledge graph

1) 将海量知识及其相互联系组织在一张大图中,用于知识的管理、搜索和服务;

2) 特指谷歌公司开发的知识图谱。

[来源:计算机科学技术名词 ISBN 978 - 7 - 03 - 059487 - 7,08.0688]

3.7.7

医学图像处理 medical image processing

一类对医学图像进行图像处理的方法,包括图像重建、图像增强、图像识别、图像分割、图像配准、图像可视化等。

3.7.8

医学图像分割 medical image segmentation

一种医学图像处理方法,根据临床治疗或研究需求把医学图像分成若干个特定的、具有独特性质的区域,并提取出图像中包括器官、病灶等感兴趣目标的技术和过程。

3.7.9

医学图像分类 medical image classification

一种医学图像处理方法,根据医学图像信息中所反映的不同特征,对不同类别的医学图像进行分类。

3.7.10

医学图像配准 medical image registration

一种医学图像处理方法,将不同时间、空间、模态采集的医学图像通过算法映射到另一个坐标系的过程。

3.7.11

医学图像目标检测 medical image object detection

一种医学图像处理方法,从医学图像中找出包括病灶、器官、组织等在内的感兴趣的目标,并确定其位置和类别。

3.7.12

医学图像成像加速 Medical imaging acceleration

一种医学图像成像技术,通过超分辨率重建、低剂量重建等加速算法提高各种医学成像设备的成像速度。

3.7.13

医学图像模态转换 Medical imaging modality transformation

一种医学图像处理方法,从一种影像模态转换到另一种影像模态。

(三)医疗器械质量要求和评价 第2部分:数据集通用要求

1 范围

本文件描述了人工智能医疗器械全生命周期使用的数据集的通用质量要求和评价方法,适用于研发、生产、测试、日常质控等环节、对人工智能医疗器械质量有直接影响的数据集开发与评价。

2 规范性引用文件

下列文件对于本文件的应用是必不可少的。凡是注日期的引用文件,仅所注日期的版本适用于本文件。凡是不注日期的引用文件，其最新版本（包括所有的修改单）适用于本文件。

GB/T 36344-2018 信息技术 数据质量评价指标

GB/T 34960.5:2018 信息技术服务 治理 第5部分:数据治理规范

GB/T 35295:2017 信息技术 大数据 术语

GB/T 25000.12:2017 系统与软件工程 系统与软件质量要求和评价（SQuaRE）第12部分:数据

质量模型

GB/T 2828.1-2012 计数抽样检验程序 第1部分:按接收质量限（AQL）检索的逐批检验抽样

计划

GB T 18391.1-2009 信息技术 元数据注册系统(MDR) 第1部分:框架

GB/T 8054-2008 计量标准型一次抽样检验程序及表

GB/T 10111-2008 随机数的产生及其在产品质量抽样检验中的应用程序

GB/T 11457-2006 信息技术 软件工程术语

YY/T 0287:2017 医疗器械 质量管理体系 用于法规的要求

YY/T 0316-2016 医疗器械风险管理对医疗器械的应用

WS/T 305-2009 卫生信息数据集元数据规范

3　术语

下列术语和定义适用于本文件。

3.1

数据 data

信息的可再解释的形式化表示,以适用于通信、解释或处理。

［GB/T 25000.12‑2017,定义 4.2］

3.2

数据质量 data quality

在指定条件下使用时,数据的特性满足明确的和隐含的要求的程度。

［GB/T 25000.12‑2017,定义 4.3］

3.3

数据集 data set

具有一定主题,可以标识并可以被计算机化处理的数据集合。

［WS/T 305‑2009,定义 3.1.2］

3.4

数据元 data element

用一组属性规定其定义、标识、表示和允许值的数据单元。

［WS/T 305‑2009,定义 3.1.6］

3.5

数据治理 data governance

数据资源及其应用过程中相关管控活动、绩效和风险管理的集合。

［GB 34960.5‑2018,定义 3.1］

3.6

元数据 metadata

定义和描述其他数据的数据。

［GB 18391.1‑2009,定义 3.2.16］

3.7

数据生存周期 data life cycle

数据获取、存储、整合、分析、应用、呈现、归档和销毁等各种生存形态演变的过程。

　　［GB 34960.5－2018,定义3.7］

3.8

数据质量特性

对数据质量有影响的数据质量属性的类别。

　　［GB/T 25000.12－2017,定义4.4］

3.9

数据特征层次

从不同粗细粒度表征数据特征的数据层次结构。

　　［GB/T 35295－2017,定义2.1.51］

3.10

计数检验 inspection by attributes

关于规定的一个或一组要求,或者仅将单位产品划分为合格或不合格,或者仅计算单位产品中不合格数的检验。

　　［GB/T 2828.1－2012,定义3.1.3］

3.11

计量质量特性 variables quality characteristic

被检的单位产品特性能用连续尺度进行度量的质量特性。

　　［GB/T 8054－2012,定义3.1.3］

3.12

计量抽样检验 sampling inspection by variables

按规定的抽样方案从批中随机抽取一定数量的单位产品。用测量、试验或其他方法取得它们的质量特性值,与质量要求进行对比,并判断该批产品能否接收的过程。

［GB/T 8054－2012,定义 3.1.4］

3.13

批 lot

按抽样目的,在基本相同条件下组成的总体的一个确定部分。

［GB/T 10111－2008,定义 3.1.4］

3.14

完整性

保护数据准确性和完备性的性质。

注:改写 GB/T 25000.12－2017,定义 4.12

3.15

准确度 accuracy

对数据内容正确、形式有效的一种度量。

注:改写 GB/T 11457－2006,定义 2.22c

3.16

精度 precision

对于说明的量的精确或差异的程度。例如 2 位十进制数字对 5 位十进制数字。

［GB/T 11457－2006,定义 2.1160］

3.17

一致性 consistency

在数据集的各部分之间,一致、标准化、无矛盾的程度。

注:改写 GB/T11457－2006,定义 2.320

3.18

可达性 accessibility

组成数据集的各部分便于选择使用或维护的程度。

注：改写 GB/T 11457 - 2006,定义 2.20

3.19

可用性 availability

数据集在投入使用时可操作或可访问的程度。

注：改写 GB/T 11457 - 2006,定义 2.115

3.20

安全[性] security

保密[性]

对数据进行的保护,以防止其受到意外的或蓄意的存取、使用、修改、毁坏或泄密。安全性也涉及对受试者隐私、元数据、通信以及计算机安装的物理保护。

注：改写 GB/T 11457 - 2006,定义 2.1420

3.21

可移植性

数据集能从一种硬件或软件环境转换至另外一种环境的特性。

注：改写 GB/T 11457 - 2006,定义 2.1149

3.22

数据集制造者

以其名义制造预期用于人工智能医疗器械的数据集并负有设计和/或制造责任的自然人或法人,无论此数据集的设计和/或制造是由该自然人或法人进行或有另外的一个或多个自然人或法人代表其进行。

注:改写 YY/T 0287 – 2017,定义 3.10

3. 23

数据质量测度

变量,为其赋值作为数据质量特性的测量结果。

[GB/T 25000. 12 – 2017,定义 4.5]

3. 24

缺失数据 missing data

按照研究方案要求收集但未观测到的数据。

[药物临床试验数据管理与统计分析的计划和报告指导原则 2016 版]

3. 25

离群值 outliers

样本中的一个或几个观测值,它们离其他观测值较远,暗示它们可能来自不同的总体。

[《药学名词》第二版]

3. 26

参考标准 reference standard

诊断和治疗过程或基于标注过程建立的基准。

注:参考标准可包含疾病、生理状态或生理异常以及位置和程度等信息标签。

3. 27

无歧义

数据文档描述的语义、语境仅表达一种含义。

4　数据集文档要求

4.1　数据集描述

4.1.1　数据集整体描述

4.1.1.1　数据集类型

数据集文档应明确数据集的类型，按照预期用途可分为模型训练、模型验证、性能独立测试、临床评价、产品质控等类型；按照数据来源可分为公有数据集、私有数据集；按照用户类型可分为自用数据集、他用数据集；按照访问管理方式可分为开放数据集、封闭数据集；按照更新形式可分为静态数据集和动态数据集。

注1：自用数据集是指数据集制造者为本机构建立的数据集，用于模型训练、模型验证、内部测试、产品质控等。

自用数据集在数据自身不提供给其他机构的前提下，可由其他机构间接使用（如联邦学习场景）。

注2：数据集制造者直接提供给其他机构使用的数据集为他用数据集。

注3：预期用于性能独立测试的数据集应确保测试数据与被测系统所用的训练、内部验证数据（包含被测系统通过预训练模型等方式间接使用的数据）不存在交叉；此类数据集仅用于封闭测试，在测试完成后应确保从被测系统和第三方系统中彻底删除，避免针对性调优。

注4：产品质控指的是人工智能医疗器械产品在使用阶段的期间核查、日常质控等用途。

注5：访问管理方式指的是数据集制造者是否允许外部用户访问。数据集制造者内部的访问管理可参考本文件进行设计。

注6：仅在研发早期阶段用于概念验证、对产品和算法模型无直接影

响的数据集属于例外情形,制造商可参照本文件的要求,声称所适用的条款。

4.1.1.2 控制等级

数据集文档应描述数据集的控制等级。

4.1.1.3 数据形态

数据集文档应描述数据集的数据模态、数据格式、数据量、存储方式。

4.1.1.4 特征层次

数据集文档应描述数据集的数据特征层次、可能的子集分解和组合变化。

4.1.1.5 临床适用场景

数据集文档应描述数据集的临床适用场景,包括但不限于病种组成与比例、流行病学统计分布、受试者人群分布特征、应用场景等。

4.1.1.6 版本控制

数据集文档应描述数据集的版本号,记录每个版本的创建时间、修改时间、创建人、状态、存储位置;适当时,描述版本号随数据集变化的规则。

4.1.1.7 新增数据

数据集文档应描述数据集是否接收新增数据,以及新数据的入组规则。

4.1.1.8 文档管理

数据集文档宜通过计算机技术(如软硬件、普通网络、云服务),对文档内容进行发布、交换、管理和查询。这些数据可以由数值、日期、字符、图像等不同的物理存储格式来实现。

4.1.1.9 元数据属性

数据集文档应描述数据集元数据属性,包括但不限于数据集名称、标识符、数据集发布方、数据集语种、数据集分类类目名称、数据集摘要等。

4.1.1.10　数据元属性

数据集文档宜描述数据元的共用属性、专用属性，包括但不限于数据集版本、注册机构、分类模式、主管机构等。

4.1.1.11　标注信息

数据集文档应描述数据集是否具有标注信息。

4.1.2　数据采集信息

4.1.2.1　合规性陈述

数据集文档应提供数据来源的合规性陈述，其中涉及人类遗传资源数据的部分应提供伦理审批、伦理豁免等信息。

注：人类遗传资源材料是指含有人体基因组、基因等遗传物质的器官、组织、细胞等遗传材料。人类遗传资源信息是指利用人类遗传资源材料产生的数据等信息资料。

4.1.2.2　隐私保护

数据集文档应描述用于保护受试者隐私的技术手段，包括但不限于数据脱敏、数据匿名化等。适当时，数据集文档应描述数据脱敏或者数据匿名化的规则。

4.1.2.3　多样性

数据集文档应提供数据来源多样性的描述，包括但不限于受试者人群、采集场所、采集设备、参数设置、临床数据采集人员资质、实验数据采集人员资质、采集流程、采集时间。

4.1.2.4　依从性

数据集文档宜提供数据采集依据的法规、技术标准、临床规范、专家共识或其他参考文献。

4.1.2.5　数据入排

适当时,数据集文档应描述临床数据的入组和排除标准,并对数据的入排情况进行记录。

4.1.3　数据预处理

数据集文档应明确描述数据集进行预处理的操作步骤和内容。数据集文档应能区分和追溯原始数据和预处理后的数据。

4.1.4　数据标注信息

4.1.4.1　依从性

数据集如具有标注信息,适当时,文档应描述数据标注依据的法规、技术标准、临床规范、专家共识或其他参考文献。

4.1.4.2　参考标准

数据集如具有标注信息,文档应明确数据集参考标准制定规则、形式、范围、数据格式与数据规范。适当时,数据集制造者应描述参考标准的验证方式。

4.1.4.3　标注流程

数据集如具有标注信息,文档应明确数据标注与质控流程,明确决策机制。适当时,应明确标注人员分歧的仲裁机制。

4.1.4.4　标注信息

数据集如具有标注信息,文档应描述数据集参考标准、标注信息的数据格式、数据规范。

4.1.5　数据存储信息

数据集文档应提供数据集存储方式与存储路径、备份、恢复的说明,如单机存储、普通网络存储、云服务存储。如果数据集制造者使用云服务存储,应提供云服务提供商的名称、资质、访问路径、使用权限说明等。

4.1.6　数据集用户访问

4.1.6.1　访问控制

数据集文档应描述用户访问控制机制，包括但不限于用户类型、权限分配、授权机制。

4.1.6.2　访问条件

数据集文档应描述访问数据集需要的资源、环境、方法、数据接口、协议、工具。

4.1.6.3　可视化

数据集文档宜描述数据集信息的可视化呈现方式。

4.1.7　数据集变更

4.1.7.1　变更规则

适当时，数据集文档应明确数据集更新规则。数据集间以及内部子集间如果发生数据更新与交换，应从控制等级高的集合向等级低的集合单向流动，例如数据可从封闭数据集进入开放数据集，反之应禁止。

4.1.7.2　新增数据

数据集若接受新增数据，数据集文档应记录新增数据的统计描述。

4.1.7.3　数据退役

数据集若允许数据退役，数据集文档应保留记录并单独存储，不可删除。

4.2　标识和标示

4.2.1　标识

数据集应随附专用文件，记录数据集的标识，体现数据集名称、版本号、数据集制造者信息，可在数据集文档中进行详细描述。数据集如发生变更，标识应同步变更。数据集制造者应支持数据集标识的创建、修改、删除和查询。

4.2.2　数据集制造者信息

数据集文档宜包含数据集制造者的单位名称和联系方式。适当时,陈述数据集制造者是否对数据集的使用提供技术支持和维护,以及技术支持和维护的具体内容。

4.2.3　文件命名与编码

数据集文档应陈述数据集中的文件命名和编码规则。

4.3　数据集制造者资质

数据集文档应描述数据集制造者的数据集质量管理能力。适当时,应声称数据集制造者满足的技术标准、管理标准。

5　数据集质量要求

5.1　概述

数据集质量要求一方面包括数据本身的质量特性,另一方面包括对数据集整体满足用户需求的程度,与数据来源、数据集开发和管理过程密切相关。当数据集作为产品提供给其他用户时,还需要关注数据集制造者提供服务的能力。当数据集作为产品提供给用户,或在监管活动中提供证据时,第三方或质量审核人员宜根据数据集的预期用途、临床适用场景确定质量特性具体指标,对数据集开展评价,形成技术报告,用于数据集的验证。适当时,数据集制造者可在数据集文档中列出描述数据集质量特性的客观指标。

5.2　质量测度

5.2.1　完整性

5.2.1.1　准确性

数据与真值相符的程度应符合数据集制造者声称的准确性,例如:

a）记录临床观测结果的准确性；

b）记录实验室检验结果的准确性；

c）记录临床结论或参考标准的准确性；

d）记录其他相关信息的准确性；

e）文字描述应准确、清晰、无歧义；

f）影像及其检查报告的准确性；

g）病理检查报告的准确性；

h）采集设备的有效性；

i）人员操作的有效性；

j）数据形式的合理性。

5.2.1.2　完备性

数据集应包含实现数据集预期用途、满足临床适用场景需要的信息，例如：

a）数据结构与格式应支持数据元、标注信息、元数据的保存、传输与访问，避免信息空白、遗漏或丢失；

b）对不可避免的缺失数据、离群值，应给出明确的处理方式，证明临床场景的合理性，对相关数据元加以标识；

c）元数据应描述数据集标识信息、内容信息、数据质量特性等相关信息；

d）数据包含的信息应支持数据标注与参考标准溯源的需要。

5.2.2　唯一性

同一数据集内的数据元应是唯一的。同一数据集内的数据唯一性宜以受试者个体为识别特征，对同一个体的不同时间、空间的数据应明确描述处理方法，并证明临床场景的合理性，记录之间的关联性。

5.2.3　一致性

数据集的内部一致的程度和外部一致的程度均应符合数据集制造者声称的一致性指标。内部一致性指的是相同来源数据之间的相关性,如:

a) 同一数据元在数据集生命周期不同阶段应保持一致;

b) 数据的特征应保持一致;

c) 数据的采集、预处理、标注方法应保持一致;

d) 原始记录、中间记录与最终记录应保持一致。

外部一致性指的是不同来源数据之间的相关性,如:

a) 不同来源的数据应在数据特征方面保持一致;

b) 离群值应是可解释的;

c) 不同来源的数据在采集、标注环节应依从相同的法规、技术标准、医学规范或其他文献要求。

5.2.4　确实性

数据、元数据应是真实和可信的,如:

a) 遗传资源应来自真实的临床数据采集流程;适当时,数据采集涉及的设备、人员、方法应符合技术标准、临床规范或专家共识;

b) 非遗传资源应来自可溯源的实验、模型、数据扩增等活动;

c) 元数据应如实对数据进行描述。

5.2.5　时效性

数据的采集、标注、流转、归档、变更等活动应遵守数据集制造者声称的时限。动态数据集应明确数据的更新周期、更新方法和更新比例。若数据涉及临床诊断、治疗中的动态时序过程,应证明数据在临床时效上的合理性。

5.2.6　可访问性

数据集制造者应明确数据集访问控制等级,适当时,制定明确的访问控制策略。数据集可被访问的程度应满足数据集的预期用途和临床适用范围,可支持多种灵活的访问方式,包括本地访问和远程访问方式,非必要情况下不应扩大访问权限。

5.2.7　依从性

数据格式、数据接口、数据加密、隐私保护机制应符合数据集制造者声称的技术标准或规范;适当时,数据标注过程和参考标准的定义应依从明确的标准规范、专家共识、操作规程或其他参考文献。

5.2.8　保密性

数据集制造者应制定明确的信息安全策略,对数据集的保密性负责。封闭使用的数据集应具有数据集授权访问机制、隔离保护机制,开发与使用过程应防止数据泄露、数据篡改、数据丢失,以文件形式记录脱敏、网络安全、物理隔离、数据审计等关键措施。

5.2.9　效率

在数据集制造者规定的运行环境下,处理、使用数据集的效率宜满足数据集制造者声称的水平。

5.2.10　精度

适当时,数据定量特征、数据集定量特征、数据标注结果的精度应满足数据集制造者声称的水平。

5.2.11　可追溯性

在数据集开发、管理、使用过程中,数据集制造者宜保证数据访问踪迹和数据变更踪迹的可审计性,例如:

1）原始数据来源、元数据来源、合规性证明;

2）数据采集活动记录;

3）人员管理记录;

4）数据标注流程记录；

5）盲态管理记录；

6）数据流通记录；

7）数据质疑、审计、停用、纠正记录；

8）标注工具、平台使用记录；

9）数据集标注结果的统计信息查询，包括标注进展、标签统计、标注者进展统计、难例集等；

10）数据服务异常与故障记录；

11）数据维护与备份记录；

12）数据更新记录；

13）云服务提供商名称、联系方式、云服务类型（公有云、私有云）。

5.2.12 可理解性

适当时，数据集能被授权用户预览和解释的程度应符合数据集制造者声称的水平。

5.2.13 可用性

适当时，数据集能被授权用户访问和检索的程度应符合数据集制造者声称的水平。

5.2.14 可移植性

数据能被存储、替换或从一个系统转移到另一个系统并保持已有质量的程度应符合数据集制造者声称的水平。

5.2.15 可恢复性

适当时，数据集在使用过程中保持质量并抵御失效事件的程度应符合数据集制造者声称的水平。

5.2.16　代表性

数据集的数据特征层次、流行病学统计、样本来源多样性、数据多样性等应符合数据集制造者声称的临床适用场景。

5.3　数据集风险分析

5.3.1　选择偏倚

数据集制造者应对数据集的代表性（受试者人群、使用者、设备选择、参数设置等能否代表临床实际）进行分析。

5.3.2　覆盖偏倚

数据集制造者应对数据集病种组成能否覆盖临床适用场景下的目标人群全部情形（单发、多发、并发、复杂病理等）进行分析。

5.3.3　参考标准偏倚

数据集制造者应验证数据标注结果或参考标准的确立过程，分析参考标准偏倚。

5.3.4　验证偏倚

数据集制造者应描述参考标准的验证方法；分析数据标注过程与临床诊断过程的关联、差异和影响。

5.3.5　标注顺序偏倚

数据集制造者应描述数据标注流程设计，分析标注者分工、标注者工作顺序、记忆效应对标注结果的影响。标注过程如使用计算机辅助识别（CAD）工具，应评估由 CAD 引起的偏倚情况，给出预防措施，避免 CAD 对人的干扰。

5.3.6　情景偏倚

数据集制造者应描述数据集患病率与临床目标人群患病率的差异，提供补偿、纠正方案。

6 数据集质量符合性评价

6.1 总体原则

数据集质量符合性评价包括对数据集文档、质量特性和数据集整体的评价,评价流程如图1所示。

适当时,数据集制造者应提供数据集、原始数据、元数据、标注工具、存储介质和其他工具的访问权限。各质量特性的评价方式与抽样方式可参照表1的内容。

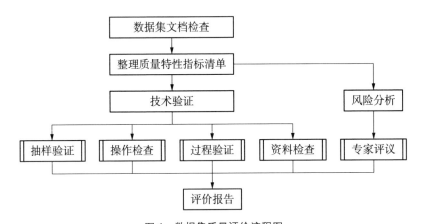

图 1   数据集质量评价流程图

表 1   质量特性分类与评价方式

质量特性	评价方式	抽样方式
准确性	试验验证、过程验证	计量型抽样
完备性	试验验证＋资料检查	计数型抽样
精度	试验验证	计数型抽样
唯一性	查重	计数型抽样
一致性	试验验证	计量型抽样
确实性	检查	计数型抽样
时效性	试验验证	计数型抽样

（续　表）

质量特性	评价方式	抽样方式
可访问性	试验验证	计数型抽样
依从性	资料检查	/
保密性	资料检查	/
效率	试验验证	/
可追溯性	资料检查	计数型抽样
可理解性	操作检查	/
可用性	操作检查	/
可移植性	操作检查	/
可恢复性	检查	/
代表性	统计分析	/

　　数据集质量验证可按照特征采用全部验证或抽样验证方案。抽样验证方案应根据具体质量特性指标制定。属性数据宜采用计数型抽样检验，数据集制造者应声称接收质量限、使用方风险、生产方风险等指标，具体方法见 GB/T 2828.1 - 2012；变量数据宜采用计量型抽样检验，数据集制造者应声称极限质量、接收常数、使用方风险、生产方风险等指标，具体方法见 GB/T 8054 - 2008。

6.2　质量特性评价

　　使用全部数据或者 6.1 的方法得到抽样样本集，作为技术验证的对象。

6.2.1　准确性

　　根据 5.2.1.1 中适用的情形，计算抽样样本中被认为是准确的样本比率，应符合 5.2.1.1 的要求。

　　注：如果数据集参考标准由人工标注确定，标注结果的准确率评估可

与临床金标准进行比对。当临床金标准难以获取时,可与第三方仲裁专家组的标注结果进行对照。在此情形下,应明确第三方仲裁专家组的资质、选拔要求与仲裁机制,记录仲裁过程与仲裁的频次,形成仲裁报告。

6.2.2 完备性

对照数据集文档中的描述,编写测试用例,对抽样样本集的数据、元数据和标注内容进行检查,应符合 5.2.1.2 的要求。

6.2.3 唯一性

对抽样样本集进行查重验证,结果应符合 5.2.2 的要求。

6.2.4 一致性

定量比对抽样样本集在数据集生命周期各个环节之间的变化情况,计算内部一致性;定量比较不同来源的样本数据特征的一致性,计算外部一致性。指标可选用 Pears-on 相关系数、Kappa 系数等,由数据集制造者确定,应符合 5.2.3 的要求。

6.2.5 确实性

对照数据集文档中的描述,对抽样样本集的数据、元数据、头文件和标注内容进行检查,应符合 5.2.4 的要求。

6.2.6 时效性

提取和检查抽样样本集的时间信息,应符合 5.2.5 的要求。

6.2.7 可访问性

根据数据集文档,编写测试用例,对抽样样本集进行实际操作,应符合 5.2.6 的要求。

6.2.8 依从性

编写测试用例,检查抽样样本集与相关法规、技术标准、技术规范的符合性,应符合 5.2.7 的要求。

6.2.9 保密性

编写测试用例,检查抽样样本集的授权访问机制、数据的隔离保护机制、网络安全工具,应符合5.2.8的要求。

6.2.10 效率

编写测试用例,在数据集制造者规定的运行环境下,读取、传输抽样样本集各三次,计算单个样本的平均处理时间,应符合5.2.9的要求。

6.2.11 精度

对数据集标注工具进行过程验证,检查抽样样本集中的数据、元数据、标注结果包含的数据定量特征、数据集定量描述的精度,应当满足5.2.10的要求。

6.2.12 可追溯性

对数据集的开发、管理、使用过程记录进行检查,应符合5.2.11的要求。

6.2.13 可理解性

对照数据集文档,对抽样样本集进行预览和解释,应符合5.2.12的要求。

6.2.14 可用性

对照数据集文档,对抽样样本集进行访问和检索,应符合5.2.13的要求。

6.2.15 可移植性

对照数据集文档,把抽样样本集从一个系统移植到另一个系统,计算准确率,应符合5.2.14的要求。

6.2.16 可恢复性

对照数据集文档,编写测试用例,模拟抽样样本集在使用过程中的失效事件,应符合 5.2.15 的要求。

6.2.17　代表性

对照数据集文档,对整个数据集开展统计分析,检查统计分层、样本组成、数据多样性等,应符合 5.2.16 的要求。

6.2.18　数据集风险评价

根据数据集统计数据和适用的技术标准、医学规范,参照 YY/T 0316-2016 开展数据集的风险分析,至少包括选择偏倚、覆盖偏倚、参考标准偏倚、验证偏倚、标注顺序偏倚、情景偏倚,形成研究资料,应符合 5.3 的要求。

注:可采用专家评议法,对数据集的整体质量、偏倚问题进行问卷评估。

(四) 人工智能医用产品分类指导原则

一、目的

为指导人工智能医用软件产品管理属性和管理类别判定,根据《医疗器械监督管理条例》《医疗器械分类规则》《医疗器械分类目录》等,制定本原则。

二、范围

本原则中的人工智能医用软件是指基于医疗器械数据,采用人工智能技术实现其医疗用途的独立软件。含人工智能软件组件的医疗器械分类界定可参考本原则。医疗器械数据是指医疗器械产生的用于医疗用途的客观数据,特殊情形下可包含通用设备产生的用于医疗用途的客观数据。

三、管理属性界定

该类产品的管理属性界定应基于其预期用途,结合其处理对象、核心功能等因素进行综合判定。若软件产品的处理对象为医疗器械数据，且核心功能是对医疗器械数据的处理、测量、模型计算、分析等，并用于医疗用途的，符合《医疗器械监督管理条例》有关医疗器械定义，作为医疗器械管理。若软件产品的处理对象为非医疗器械数据（如患者主诉等信息、检验检查报告结论），或者其核心功能不是对医疗器械数据进行处理、测量、模型计算、分析，或者不用于医疗用途的，不作为医疗器械管理。

四、管理类别界定

该类软件的管理类别应结合产品的预期用途、算法成熟度等因素综合判定。对于算法在医疗应用中成熟度低（指未上市或安全有效性尚未得到充分证实）的人工智能医用软件，若用于辅助决策，如提供病灶特征识别、病变性质判定、用药指导、治疗计划制定等临床诊疗建议，按照第三类医疗器械管理；若用于非辅助决策，如进行数据处理和测量等提供临床参考信息，按照第二类医疗器械管理。对于算法在医疗应用中成熟度高（指安全有效性已得到充分证实）的人工智能医用软件，其管理类别按照现行的《医疗器械分类目录》和分类界定文件等执行。

五、有关要求

（一）自本通告发布之日起，人工智能医用软件类产品应当按照上述原则申请注册。已按照医疗器械受理注册申请的产品，继续按照原受理类别进行审评审批。

（二）已获准按照医疗器械注册的人工智能医用软件类产品，其注册证在有效期内继续有效。在注册证有效期内提出注册申请的，如在开展产品类别转换期间注册证到期的，注册人可向原审批部门提出原注册证的延期申请。予以延期的，原注册证有效期原则上不得超过 2023 年 12 月 31 日。

附件 5:案例目录

实践案例

风险案例

行业共识/规范要点

前沿研究动态

附件6:图表目录

参考文献

［ 1 ］ American Nurses Association. Code of ethics for nurses with interpretive statements ［M］. Nursesbooks. org，2001.

［ 2 ］ Buçinca Z，Malaya M B，Gajos K Z. To trust or to think：cognitive forcing functions can reduce overreliance on AI in AI-assisted decision-making ［J］. Proceedings of the ACM on Human-Computer Interaction，2021,5(CSCW1)：1 - 21.

［ 3 ］ Chen I Y，Pierson E，Rose S，et al. Ethical machine learning in healthcare ［J］. Annual review of biomedical data science，2021，4：123 - 144.

［ 4 ］ Council for International Organizations of Medical Sciences. International ethical guidelines for health-related research involving humans ［J］. Geneva：Cioms，2016.

［ 5 ］ DeCamp M，Lindvall C. Latent bias and the implementation of artificial intelligence in medicine ［J］. Journal of the American Medical

Informatics Association，2020,27(12):2020 - 2023.

［6］ European Group on Ethics in Science and New Technologies，European Commission. Ethical principles and democratic prerequisites ［EB/OL］. (2018 - 03 - 09)［2021 - 11 - 11］. https://ec. europa. eu/info/research-and-innovation_en.

［7］ European Commission. Ethics Guidelines for Trustworthy AI ［EB/OL］. (2019 - 04 - 08)［2021 - 12 - 23］. https://op. europa. eu/en/publication-detail/-/publication/d3988569-0434-11ea-8c1f-01aa75ed71a1.

［8］ European Commission. General Data Protection Regulation ［EB/OL］. (2016 - 05 - 04)［2021 - 12 - 27］. https://gdpr-info. eu/

［9］ Finlayson S G，Subbaswamy A，Singh K，et al. The clinician and dataset shift in artificial intelligence ［J］. The New England journal of medicine，2021,385(3):283.

［10］ Floridi L. Establishing the rules for building trustworthy AI ［J］. Nature Machine Intelligence，2019,1(6):261 - 262.

［11］ Future of Life Institute. Asilomar AI principles ［EB/OL］. (2017 - 01)［2021 - 11 - 10］. https://futureoflife. org/ai-principles/? cn-reloaded＝1.

［12］ Gams M，Kolenik T. Relations between electronics，artificial intelligence and information society through information society rules ［J］. Electronics，2021,10(4):514.

［13］ Gaube S，Suresh H，Raue M，et al. Do as AI say：susceptibility in deployment of clinical decision-aids ［J］. NPJ digital medicine，2021,4(1):1 - 8.

[14] Geis J R, Brady A P, Wu C C, et al. Ethics of artificial intelligence in radiology: summary of the joint European and North American multisociety statement [J]. Canadian Association of Radiologists Journal, 2019,70(4):329 - 334.

[15] Gerke S, Minssen T, Cohen G. Ethical and legal challenges of artificial intelligence-driven healthcare [M]//Artificial intelligence in healthcare. Academic Press, 2020:295 - 336.

[16] Gibney E. The battle to embed ethics in AI research [J]. Nature, 2020,577(7792):609 - 609.

[17] Grote T. Randomised controlled trials in medical AI: ethical considerations [J]. Journal of Medical Ethics, 2021.

[18] High-Level Expert Group on Artificial Intelligence. Draft ethics guidelines for trustworthy AI [EB/OL]. (2018 - 12 - 18)[2021 - 11 - 10]. https://www. aepd. es/sites/default/files/2019-12/ai-ethics-guidelines. pdf.

[19] IBM. What is artificial intelligence in healthcare? [EB/OL]. (2020 - 06 - 03)[2021 - 11 - 11]. https://www. ibm. com/hk-en/topics/artificial-intelligence-healthcare.

[20] Chatila R, Firth-Butterfield K, Havens J C. Ethically Aligned Design: A Vision for Prioritizing Human Well-being with Autonomous and Intelligent Systems Version 2 [R]. University of southern California Los Angeles, 2018.

[21] Larson D B, Magnus D C, Lungren M P, et al. Ethics of using and sharing clinical imaging data for artificial intelligence: a proposed

framework [J]. Radiology，2020，295(3)：675－682.

[22] Lee H，Yune S，Mansouri M，et al. An explainable deep-learning algorithm for the detection of acute intracranial haemorrhage from small datasets [J]. Nature biomedical engineering，2019，3 (3)：173－182.

[23] Litjens G，Sánchez C I，Timofeeva N，et al. Deep learning as a tool for increased accuracy and efficiency of histopathological diagnosis [J]. Scientific reports，2016，6(1)：1－11.

[24] Lopez-Jimenez F，Attia Z，Arruda-Olson A M，et al. Artificial intelligence in cardiology：present and future [C]//Mayo Clinic Proceedings. Elsevier，2020，95(5)：1015－1039.

[25] McLennan S，Fiske A，Celi L A，et al. An embedded ethics approach for AI development [J]. Nature Machine Intelligence，2020，2 (9)：488－490.

[26] Nelson D. AI Models Trained on Sex Biased Data Perform Worse at Diagnosing Disease [EB/OL]. (2020－05－29)[2021－11－11]. https：//www. unite. ai/ai-models-trained-on-sex-biased-data-perform-worse-at-diagnosing-disease.

[27] Van Noorden R. The ethical questions that haunt facial-recognition research [J]. Nature，2020，587(7834)：354－359.

[28] Nordling L. A fairer way forward for AI in health care [J]. Nature，2019，573(7775)：S103－S103.

[29] Nordling L. Mind the gap [J]. Nature，2019，573(7775)：S103－S105.

［30］ On Behalf of Didriksen, Saucier, & Woods, PLC. Researchers find errors in AI-supported medical imaging ［EB/OL］. (2020 - 07 - 10)［2021 - 12 - 27］. https://www. dswplaw. com/blog/2020/07/researchers-find-errors-in-ai-supported-medical-imaging/.

［31］ OpenAI. OpenAI charter ［EB/OL］. (2018 - 04 - 09)［2021 - 11 - 10］. https://openai. com/charter.

［32］ Oren O, Gersh B J, Bhatt D L. Artificial intelligence in medical imaging: switching from radiographic pathological data to clinically meaningful endpoints ［J］. The Lancet Digital Health, 2020,2 (9):e486 - e488.

［33］ Pesapane F, Codari M, Sardanelli F. Artificial intelligence in medical imaging: threat or opportunity? Radiologists again at the forefront of innovation in medicine ［J］. European radiology experimental, 2018,2(1):1 - 10.

［34］ Pifer R. Radiologists call for ethics guidelines on AI ［EB/OL］. (2019 - 10 - 03)［2021 - 11 - 09］. https://www. healthcaredive. com/news/radiologists-call-for-ethics-guidelines-on-ai/564191.

［35］ Price W N, Gerke S, Cohen I G. Potential liability for physicians using artificial intelligence ［J］. Jama, 2019,322(18):1765 - 1766.

［36］ Rampton V, Mittelman M, Goldhahn J. Implications of artificial intelligence for medical education ［J］. The Lancet Digital Health, 2020,2(3):e111 - e112.

［37］ Rensselaer Polytechnic Institute. Class schedule used for the course "Medical Imaging" in the AI framework coded as BMED - 4590 - 1 (undergraduate students) and BMED - 6590 - 1 (graduate students) in the Fall'19 semester [EB/OL]. (2020 - 02 - 03) [2021 - 11 - 11]. https://www. gushiciku. cn/pl/pcBb.

[38] Rigby M J. Ethical dimensions of using artificial intelligence in health care [J]. AMA Journal of Ethics, 2019,21(2):121 - 124.

[39] Rivera S C, Liu X, Chan A W, et al. Guidelines for clinical trial protocols for interventions involving artificial intelligence: the SPIRIT-AI extension [J]. The Lancet Digital Health, 2020, 2(10): e549 - e560.

[40] Rudzicz F. The ethics of ai in medicine [EB/OL]. (2016 - 08 - 19) [2021 - 11 - 10]. http://www. cs. toronto. edu/~frank/csc490/lectures/csc490_lecture3_ethics. pdf.

[41] Safdar N M, Banja J D, Meltzer C C. Ethical considerations in artificial intelligence [J]. European journal of radiology, 2020, 122:108768.

[42] Shad R, Cunningham J P, Ashley E A, et al. Medical Imaging and Machine Learning. ArXiv. [Preprint.] Mar 2, 2021 [accessed 2021 Nov 11]. Available from:2103. 01938.

[43] Singh A, Sengupta S, Lakshminarayanan V. Explainable deep learning models in medical image analysis [J]. Journal of Imaging, 2020, 6(6):52.

[44] Chan A W, Tetzlaff J M, Altman D G, et al. SPIRIT 2013 statement: defining standard protocol items for clinical trials [J]. Annals of internal medicine, 2013,158(3):200 - 207.

［45］Tat E, Bhatt D L, Rabbat M G. Addressing bias: artificial intelligence in cardiovascular medicine ［J］. The Lancet Digital Health, 2020,2(12):e635 - e636.

［46］The High-Level Expert Group. Ethics guidelines for trustworthy AI ［EB/OL］. （2019 - 04 - 08）［2021 - 11 - 10］. https://digital-strategy. ec. europa. eu/en/library/ethics-guidelines-trustworthy-ai.

［47］Council for International Organizations of Medical Sciences. International ethical guidelines for health-related research involving humans ［M］. World Health Organization, 2017.

［48］United States. National Commission for the Protection of Human Subjects of Biomedical, Behavioral Research. The Belmont report: ethical principles and guidelines for the protection of human subjects of research ［M］. Department of Health, Education, and Welfare, National Commission for the Protection of Human Subjects of Biomedical and Behavioral Research, 1978.

［49］Topol E J. High-performance medicine: the convergence of human and artificial intelligence ［J］. Nature medicine, 2019, 25 (1): 44 - 56.

［50］Université de Montréal. Montréal declaration for a responsible development of artificial intelligence 2018 ［EB/OL］. （2017 - 12 - 03）［2021 - 11 - 10］. https://www. montrealdeclaration-responsibleai. com/the-declaration.

［51］Vokinger K N, Feuerriegel S, Kesselheim A S. Continual

learning in medical devices：FDA's action plan and beyond ［J］. The Lancet Digital Health，2021,3(6)：e337 – e338.

［52］ World Health Organization. Ethics and governance of artificial intelligence for health：WHO guidance ［EB/OL］.（2021 – 01 – 01）［2021 – 12 – 27］. https：//apps. who. int/iris/handle/10665/341996.

［53］ World Health Organization. Operational guidelines for ethics committees reviewing biomedical research ［EB/OL］.（2000 – 03 – 31）［2021 – 12 – 27］. https：//apps. who. int/iris/handle/10665/66429.

［54］ World Medical Association. Declaration of Helsinki. Ethical principles for medical research involving human subjects ［J］. Jahrbuch Für Wissenschaft Und Ethik，2009,14(1)：233 – 238.

［55］ Wu E，Wu K，Daneshjou R，et al. How medical AI devices are evaluated：limitations and recommendations from an analysis of FDA approvals ［J］. Nature Medicine，2021,27(4)：582 – 584.

［56］ Zou J，Schiebinger L. Ensuring that biomedical AI benefits diverse populations ［J］. EBioMedicine，2021,67：103358.

［57］ 北京智源人工智能研究院. 人工智能北京共识［EB/OL］.（2019 – 05 – 25）［2021 – 11 – 10］. https：//www. baai. ac. cn/news/beijing-ai-principles-en. html.

［58］ 德勤. 全球人工智能发展白皮书［EB/OL］.（2019 – 09 – 19）［2021 – 11 – 11］. https：//www2. deloitte. com/content/dam/Deloitte/cn/Documents/technology-media-telecommunications/deloitte-cn-tmt-ai-report-zh-190919. pdf.

［59］ 工信部. 关于印发《促进新一代人工智能产业发展三年行动计划

(2018—2020 年)》的通知：工信部科〔2017〕315 号〔EB/OL〕. (2017 - 12 - 13)〔2021 - 12 - 23〕. http://www. cac. gov. cn/2017-12/15/c_1122114520. htm.

〔60〕 工信部，药监局. 关于组织开展人工智能医疗器械创新任务揭榜工作的通知：工信厅联科函〔2021〕247 号〔EB/OL〕. (2021 - 10 - 11)〔2021 - 12 - 23〕. https://www. miit. gov. cn/zwgk/zcwj/wjfb/tz/art/2021/art_7066b8ebe3884ab586b7bb4bdb0b33cd. html.

〔61〕 国家互联网应急中心. 2020 年中国互联网网络安全报告〔EB/OL〕. (2021 - 07 - 21)〔2021 - 11 - 11〕. http://www. cac. gov. cn/2021-07/21/c_1628454189500041. htm.

〔62〕 国家卫生健康委员会. 关于印发《医疗器械临床使用安全管理规范(试行)》的通知：卫医管发〔2010〕4 号〔EB/OL〕. (2013 - 06 - 05)〔2021 - 11 - 11〕. http://www. nhc. gov. cn/wjw/ywfw/201306/0ef2d182e-b0447fca6bbf60c3e3f17a9. shtml.

〔63〕 国家卫生健康委员会. 医疗器械临床使用管理办法：国家卫生健康委员会令第 8 号〔EB/OL〕. (2021 - 01 - 12)〔2021 - 11 - 11〕. http://www. nhc. gov. cn/fzs/s3576/202102/db876b0a2d2f4910bd1cf8009dfbe0-74. shtml.

〔64〕 国家卫生健康委员会. 关于涉及人的生命科学和医学研究伦理审查办法(征求意见稿)〔EB/OL〕. (2021 - 03 - 16)〔2021 - 12 - 23〕. http://www. nhc. gov. cn/qjjys/s7946/202103/beb66b1525e64472b1a9b-8921ed1aedf. shtml.

〔65〕 国家食品药品监督管理局. 药物临床试验伦理审查工作指导原则〔EB/OL〕. (2010 - 11 - 08)〔2021 - 11 - 11〕. http://www. gov. cn/

gzdt/2010-11/08/content_1740976. htm.

[66] 国家食品药品监督管理局. 医疗器械监督管理条例［EB/OL］. (2017 - 08 - 31)［2021 - 11 - 11］. https://www. nmpa. gov. cn/directory/web/nmpa/xxgk/ggtg/qtggtg/20170904150301406. html.

[67] 国家食品药品监督管理局. 国家药监局关于发布人工智能医用软件产品分类界定指导原则的通告:［2021］第 47 号［EB/OL］. (2021 - 07 - 08)［2021 - 12 - 23］. https://www. nmpa. gov. cn/ylqx/ylqxggtg/2021-0708111147171. html.

[68] 国家食品药品监督管理局. 关于印发 2021 年医疗器械行业标准制修订计划项目的通知:药监综械注［2021］69 号［EB/OL］. (2021 - 07 - 07)［2021 - 12 - 23］. https://www. nmpa. gov. cn/xxgk/fgwj/gzwj/gzwjylqx/20210707141730119. html.

[69] 国家卫生健康委,教育部,科技部,中医药局. 涉及人的生命科学和医学研究伦理审查办法［EB/OL］. (2023 - 02 - 28)［2023 - 04 - 26］. http://www. gov. cn/zhengce/zhengceku/2023-02/28/content _ 5743-658. htm

[70] 国家卫生计生委. 人工智能辅助诊断技术管理规范:国卫办医发［2017］7 号［EB/OL］. (2017 - 02 - 17)［2021 - 11 - 10］. http://www. nhc. gov. cn/yzygj/s3585/201702/e1b8e0c9b7c841d49c1895ecd475d957. shtsh.

[71] 国家卫生健康委员会. 关于深入开展"互联网＋医疗健康"便民惠民活动的通知:国卫规划发［2018］22 号［EB/OL］. (2018 - 07 - 10)［2021 - 12 - 23］. http://www. nhc. gov. cn/guihuaxxs/s10743/201807/bc3cf2fdc18e456aabfdadc9788005c2. shtml.

［72］国家卫生健康委员会.关于印发《医疗器械临床使用安全管理规范（试行）》的通知:卫医管发［2010］4 号［EB/OL］.（2013－06－05）［2021－12－27］. http://www. nhc. gov. cn/wjw/ywfw/201306/0ef2d182eb04-47fca6bbf60c3e3f17a9. shtml.

［73］国家卫生健康委员会.涉及人的临床研究伦理审查委员会建设指南（2020 版）［R］.（2020－10－26）［2021－11－11］. http://www. zchospital. com/Upload/editimages/file/20210825/20210825074552 _ 59942. pdf.

［74］国家卫生健康委员会.国家健康医疗大数据标准、安全和服务管理办法（试行）［EB/OL］.（2018－07－12）［2021－11－11］. http://www. nhc. gov. cn/cms-search/xxgk/getManuscriptXxgk. htm? id ＝ 758e-c2f510c74683b9c4ab4ffbe46557.

［75］国家卫生健康委员会.关于印发全国医院信息化建设标准与规范（试行）的通知:国卫办规划发［2018］4 号［EB/OL］.（2018－04－02）［2021－12－23］. http://www. nhc. gov. cn/cms-search/xxgk/getManuscriptXxgk. htm? id＝5711872560ad4866a8f500814dcd7ddd.

［76］国家新一代人工智能治理专业委员会.新一代人工智能伦理规范［EB/OL］.（2021－09－25）［2021－11－10］. http://www. most. gov. cn/kjbgz/202109/t20210926_177063. html.

［77］国家新一代人工智能治理专业委员会.新一代人工智能治理原则——发展负责任的人工智能［EB/OL］.（2019－06－17）［2021－11－10］. http://cn. chinadaily. com. cn/a/201906/17/WS5d07441ea31083-75f8f2afac. html.

［78］国家药品监督管理局,医疗器械技术审评中心.深度学习辅助决

策医疗器械软件审评要点[EB/OL]．（2019 - 07 - 03）[2021 - 11 - 11]．https://www.cmde.org.cn/CL0004/19360.html.

[79] 国家药品监督管理局．医疗器械监督管理条例：中华人民共和国国务院令第 739 号[EB/OL]．（2021 - 03 - 19）[2021 - 11 - 11]．https://www.nmpa.gov.cn/xxgk/fgwj/flxzhfg/20210319202057136.html.

[80] 国家药品监督管理局．药物临床试验质量管理规范：2020 年第 57 号[EB/OL]．（2020 - 07 - 01）[2021 - 11 - 11]．http://www.nhc.gov.cn/yzygj/s7659/202004/1d5d7ea301f04adba4c4e47d2e92eb96.shtml.

[81] 国家药品监督管理局．医疗器械标准管理办法：国家食品药品监督管理总局令第 33 号[EB/OL]．（2017 - 04 - 26）[2021 - 12 - 23]．https://www.nmpa.gov.cn/directory/web/nmpa/xxgk/fgwj/bmgzh/20170426165201753.html.

[82] 国家药品监督管理局．关于发布医疗器械标准制修订工作管理规范的公告：[2017]第 156 号[EB/OL]．（2017 - 12 - 25）[2021 - 12 - 23]．https://www.nmpa.gov.cn/zhuanti/ypqxgg/ggzhcfg/20171225163001-716.html.

[83] 国家药品监督管理局．医疗器械分类目录[EB/OL]．（2017 - 08 - 31）[2021 - 12 - 27]．https://www.nmpa.gov.cn/ylqx/ylqxggtg/ylqxqtgg/20170904150301537.html.

[84] 国务院．国务院关于印发新一代人工智能发展规划的通知：国发[2017]35 号[EB/OL]．（2017 - 07 - 20）[2021 - 11 - 10]．http://www.gov.cn/zhengce/content/2017-07/20/content_5211996.htm.

[85] 国务院．关于促进和规范健康医疗大数据应用发展的指导意见：国办发[2016]47 号[EB/OL]．（2016 - 06 - 21）[2021 - 12 - 23]．http://

www. gov. cn/zhengce/content/2016-06/24/content_5085091. htm.

［86］国务院. 关于促进人工智能和实体经济深度融合的指导意见
［EB/OL］.（2019－03－19）［2021－12－23］. https：//www. chinamine-
safety. gov. cn/xw/zt/2018zt/mkjqryfyy/gzdt ＿ 01/201903/t20190329 ＿
243116. shtml.

［87］国务院. 关于印发"十三五"国家信息化规划的通知：国发［2016］
73 号［EB/OL］.（2016－12－27）［2021－12－23］. http：//www. gov. cn/
zhengce/content/2016-12/27/content_5153411. htm.

［88］国务院. 医疗事故处理条例：国务院令第 351 号［EB/OL］.
（2002－04－04）［2021－12－23］. http：//www. gov. cn/banshi/2005-08/
02/content_19167. htm.

［89］国务院. 医疗器械监督管理条例：国务院令第 739 号［EB/OL］.
（2021－03－19）［2021－11－11］. https：//www. nmpa. gov. cn/xxgk/
fgwj/flxzhfg/20210319202057136. html.

［90］韩冬，李其花，蔡巍等. 人工智能在医学影像中的研究与应用
［J］. 大数据，2019,5(1)：29.

［91］何积丰. 安全可信人工智能［J］. 信息安全与通信保密，2019
(10)：4—8.

［92］何文. 中国超声医学人工智能行为准则：北京宣言［J］. 中国医学
影像技术，2019,35(1)：1.

［93］科技部. 人类遗传资源管理［EB/OL］.（2018－12－01）［2021－
11－11］. https：//fuwu. most. gov. cn/html/jcxtml/20181201/2837.
html? tab＝xzcf.

［94］科技部. 科技部关于印发《国家新一代人工智能开放创新平台建

设工作指引》的通知:国科发高[2019]265 号[EB/OL]. (2019 - 08 - 01)
[2021 - 12 - 23]. http://www. gov. cn/xinwen/2019-08/04/content_
5418542. htm.

[95] 科技部,国家卫生计生委,国家体育总局,国家食品药品监管
总局,国家中医药管理局,中央军委后勤保障部. 关于印发《"十三五"卫
生与健康科技创新专项规划》的通知:国科发社[2017]147 号[EB/OL].
(2017 - 06 - 13)[2021 - 12 - 23]. http://www. most. gov. cn/tztg/
201706/t20170613_133484. html.

[96] 李明,李昱熙,戴廉等. 医疗人工智能伦理若干问题探讨[J]. 医
学与哲学,2019,40(21):1—4.

[97] 刘伶俐,王端,王力钢. 医疗人工智能应用中的伦理问题及应对
[J]. 医学与哲学,2020,41(14):28 - 32.

[98] 刘明,高亚,史纪元,等. 人工智能干预临床试验研究方案报告
规范指南:SPIRIT-AI 扩展版解读[J]. 中国医药导刊,2020,22(10):692.

[99] 萧毅,刘士远. 医学影像人工智能进入深水区后的思考[J]. 中
华放射学杂志,2019,53(1):4.

[100] 上海市人工智能产业安全专家咨询委员会. 人工智能安全发展
上海倡议[EB/OL]. (2019 - 08 - 30)[2021 - 11 - 11]. http://www.
ipcm. com. cn/yjdt/201975143458. htm.

[101] 萧毅,刘士远. 肺结节影像人工智能技术现状与思考[J]. 肿瘤
影像学,2018,27(4):249—252.

[102] 张盖伦. 世界卫生组织发布卫生健康领域人工智能伦理与治理
指南[EB/OL]. (2021 - 06 - 28)[2021 - 11 - 09]. http://www. cas. cn/
cm/202106/t20210630_4795951. shtml? from＝timeline.

［103］中国食品药品检定研究院.人工智能医疗器械质量要求和评价
（第一部分,第二部分征求意见稿）［EB/OL］.（2020－07－02）［2021－12－
27］. https：//www. nifdc. org. cn//nifdc/bshff/ylqxbzhgl/qxzqyj/2020-
0703085724793. html.

［104］中国信通院.2020 人工智能医疗产业发展蓝皮书［EB/OL］.
（2020－09）［2021－11－09］. http：//www. caict. ac. cn/kxyj/qwfb/ztbg/
202009/t20200908_323708. htm.

［105］中国医学影像 AI 产学研用创新联盟. 中国医学影像 AI 白皮
书［EB/OL］.（2019－03－26）［2021－11－09］. http：//www. healthit.
cn/wp-content/uploads/2019/03/％E5％8C％BB％E5％AD％A6％E5％
BD％B1％E5％83％8FAI％E7％99％BD％E7％9A％AE％E4％B9％
A6. pdf.

［106］中华医学会核医学分会分子影像人工智能工作委员会.分子影
像人工智能专家共识（2019 版）［J］.中华核医学与分子影像杂志,2019,39
（12）:748—751.

图书在版编目(CIP)数据

人工智能医学影像伦理手册/王国豫主编;王延峰,
田梅副主编.—上海:上海三联书店,2023.9
　ISBN 978-7-5426-8161-4

　Ⅰ.①人… Ⅱ.①王… ②王… ③田… Ⅲ.①人工智
能-医学摄影-医学伦理学-手册 Ⅳ.①R445-62

中国国家版本馆 CIP 数据核字(2023)第 116639 号

人工智能医学影像伦理手册

主　　编 / 王国豫
副 主 编 / 王延峰　田　梅

责任编辑 / 殷亚平
装帧设计 / 徐　徐
监　　制 / 姚　军
责任校对 / 王凌霄

出版发行 / 上海三联书店
　　　　　　(200030)中国上海市漕溪北路 331 号 A 座 6 楼
邮　　箱 / sdxsanlian@sina.com
邮购电话 / 021-22895540
印　　刷 / 上海颛辉印刷厂有限公司

版　　次 / 2023 年 9 月第 1 版
印　　次 / 2023 年 9 月第 1 次印刷
开　　本 / 710mm×1000mm　1/16
字　　数 / 270 千字
印　　张 / 22.75
书　　号 / ISBN 978-7-5426-8161-4/R·133
定　　价 / 88.00 元

敬启读者,如发现本书有印装质量问题,请与印刷厂联系 021-56152633